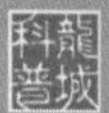

龙城科普系列丛书·药师进万家科普丛书

糖尿病合理用药手册

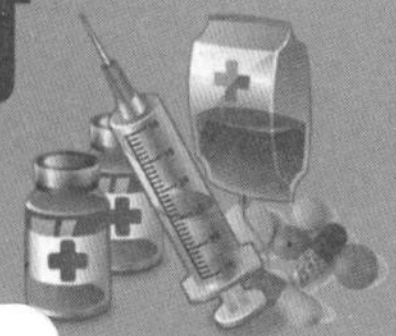

冷玉静 主编

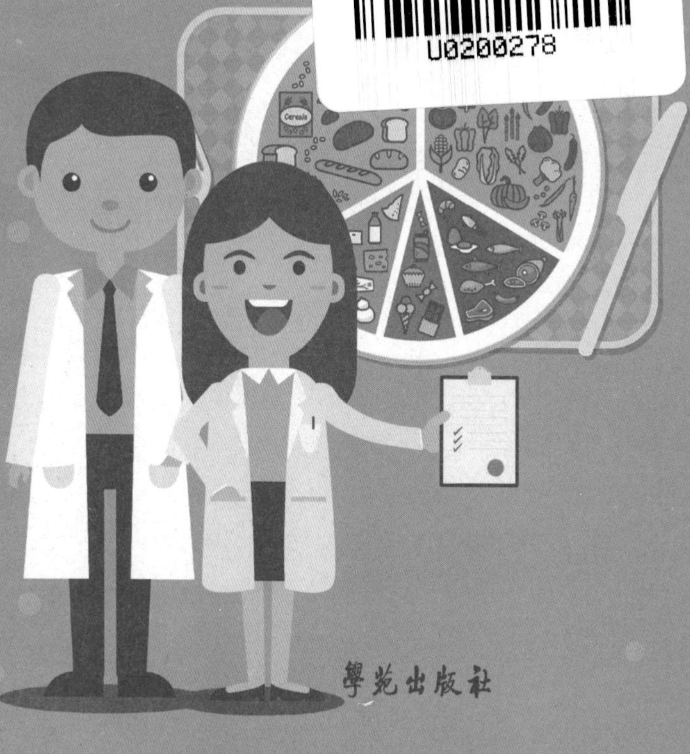

學苑出版社

图书在版编目（CIP）数据

糖尿病合理用药手册 / 冷玉静主编. -- 北京 : 学苑出版社, 2018.8

ISBN 978-7-5077-5475-9

Ⅰ. ①糖… Ⅱ. ①冷… Ⅲ. ①糖尿病—用药法—手册 Ⅳ. ①R587.105-62

中国版本图书馆CIP数据核字（2018）第101744号

责任编辑： 黄小龙
出版发行： 学苑出版社
社　　址： 北京市丰台区南方庄2号院1号楼
邮政编码： 100079
网　　址： www.book001.com
电子邮箱： xueyuanpress@163.com
销售电话： 010-67601101（销售部） 67603091（总编室）
印 刷 厂： 江阴金马印刷有限公司
开本尺寸： 890×1240　1/32
印　　张： 7
字　　数： 166千字
版　　次： 2018年8月第1版
印　　次： 2018年8月第1次印刷
定　　价： 48.00元

《龙城科普系列丛书》编委会

《药师进万家科普丛书》编委会

本书编委会

总 序

药物是人类在从事生产劳动时，自觉或不自觉地探索大自然所得到的成果，人类保持健康的基本需求是其不断发展的核心动力。从人类诞生起就有了药物。远古时期，炎帝神农氏遍尝百草，宣药疗疾。现代社会，随着医学技术的飞速发展和社会文明程度的普遍提高，人民群众的健康状况得到了较大的改善，但是，据国家卫计委调查显示，2015 年全国居民健康素养水平为 10.25%，仍处于一个较低的水平。另一方面，高速增长的药店、诊所和网购药品市场，让人民群众获得药物更为简单。便捷的购药途径与较低的健康素养背后，隐藏着与药物选择、使用、保存、观察不良反应等相关的一系列隐患与风险。

在 2016 年召开的全国卫生与健康大会上，习近平总书记强调："没有全民健康就没有全面小康。要加快推进健康中国的建设，努力全方位、全周期保障人民健康，为实现'两个一百年'奋斗目标、实现中华民族伟大复兴的中国梦打下坚实健康基础。"作为卫生计生工作者，提高人民群众的医学科学素养、传播药物健康知识是我们的天职。我们积极开展"天使志愿服务""药师进万家"等形式多样、群众喜闻乐见的活动，让群众懂得疾病的规律，逐步增强预防疾病的意识，掌握改变生活方式的技巧，提高自我健康管理的能力。

药物发挥治病救人的作用，除了医生开对药，还需患者用对药。

为了向人民群众普及科学用药知识，提高用药的依从性，我们组织我市医学和药学专家编写了“药师进万家科普丛书”。《龙城科普系列丛书》是江苏省常州市科协重点支持的项目，通过鼓励、支持社会各界组编科普图书，惠及大众，以打造龙城科普品牌。考虑到《龙城科普系列丛书》内容涉面广、体量大、专业性强，应丛书编委会要求，对系列科普书种类进行了细分，分为若干子丛书。“药师进万家科普丛书”即为其中一种子丛书。本丛书根据不同的医学、药学领域为每册书分别成立编委会，以通俗易懂的语言，向公众宣传普及科学用药知识和健康文明的生活方式。丛书能够把专业性强、人们不熟悉的医学知识转化为适应大众的“套餐”，让人民群众把这些专业知识消化成“常识”，具有很强的针对性、实用性，是一套能让大家读得懂、学得会、用得上、信得过的科普读本，可谓是群众用药的“科学帮手”。

我相信，“药师进万家科普丛书”必将对人民群众的健康有所裨益。今后，我们还将根据疾病谱的变化和人民群众的需求，不断推出新的科普丛书，满足人民群众了解健康知识的需要。

常州市卫生和计划生育委员会党委书记 主任　朱柏松

2017年10月

前 言

随着经济的高速发展和工业化进程的加速，人们的生活方式发生了巨大的改变，老龄化也越来越严重，糖尿病的患病率正呈快速上升的趋势。在全球范围内，预计 2013~2035 年糖尿病患者总人数将从 3 亿 820 万例上升到 5 亿 9200 万例。在中国，2010 年约 1 亿 1400 万（占 11.6%）的成年人患有糖尿病，比之前的 10 年增加了 2 倍。2010 年国家卫生服务治疗糖尿病的直接成本约为 1734 亿，约占国家 2010 年的医疗支出总额的 13%。如果我们不采取措施预防糖尿病前期向糖尿病转化，我国糖尿病人群将进一步增加，这对我国当前已经不堪重负的医疗系统来说无疑是雪上加霜。而已被确诊的患者如果得不到良好的治疗和管理，则会出现糖尿病并发症。糖尿病并发症给个人、家庭和国家所带来的沉重的精神和经济负担将会严重影响我国社会和经济的健康发展。

当前，我国糖尿病的防治工作面临巨大的挑战，如糖尿病前期的患者人数远高于糖尿病患者人数，多数已患糖尿病者尚未得到诊断，已被确诊者血糖、血脂、血压的控制率低等。虽然受医疗环境、社会环境等多方面的影响，但患者的依从性差，缺乏自我管理意识，被普遍认为是血糖得不到有效控制的一个重要原因，尤其是院外的糖尿病患者。作为一种与生活方式相关的慢性病，糖尿病需要持续的医疗照顾，并对病人进行持续的自我管理教育，使其改良生活习惯，以减少长期残疾和并发症的风险。所谓的自我管理是指患者在专业和非专业人士的帮助下监测和解决自身的健康问题，强调自身参与管理疾病，做到降低糖尿病并发症发生的风险。

本书通过医务人员的视角，结合临床工作实践，介绍糖尿病防控知识：如生活方式上如何进行改善，如何正确用药，怎样进行随访和自我血糖监测，怎样进行日常保健，怎样加强自我教育等。本书参考了国内糖尿病相关的防治指南和最新专家共识，具有较好的科学性及权威性，可帮助患者更好地去伪存真，纠正误区。同时，使用通俗易懂的语言及形象的图片来帮助患者理解一些专业的医学术语。希望本书能帮助患者更好地参与自己的疾病管理，防止并发症的产生和恶化，为糖尿病的防治工作做出一点贡献。

本书编委会

2017 年 9 月 20 日

目 录

第一章 正确认识糖尿病

第二章 2型糖尿病可防可控

第三章 糖尿病应该如何治疗？

第四章 你知道糖尿病的综合控制目标吗?

第五章 糖尿病患者如何进行随访和血糖自我监测?

第六章 特殊人群糖尿病的治疗有哪些注意事项?

第七章 糖尿病患者应该怎样进行日常保健?

第八章 糖尿病患者如何加强自我教育？

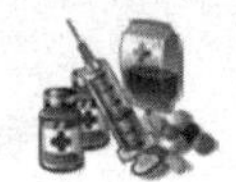

第一章 正确认识糖尿病

一、糖尿病的前世今生

公元前 1550 年，古埃及医学书里描述了一种病症：尿量太多。公元元年，罗马医生命名 Diabetes（多尿证），公元 18 世纪，加名词 mellitus（蜜或糖样的），中文译为糖尿病。公元 5 世纪，印度医生发现患者尿中有甜味，且患者表现有 2 种类型：一类消瘦、脱水、疲惫，多尿，另一类身材粗壮、贪食、肥胖。在我国殷商时代，甲骨文记载“尿病”；先秦时期，《淮南子》中记载“嫁女于病消者，夫死后难复处也”，即指：消疾，为古代最早的糖尿病病名；约公元 600 年间，《古今录验方》曰：“渴而饮水多，小便数，如脂，似麸片甜者，皆消渴病也”。由此可见，糖尿病的历史源远流长。

现代医学表明，糖尿病是一组由多病因引起的以慢性高血糖为特征的终身性代谢性疾病。长期血糖增高，导致大血管、微血管受损并危及心、脑、肾、周围神经、眼睛、足等。据世界卫生组织统计，糖尿病并发症高达 100 多种，是目前已知并发症最多的一种疾病。糖尿病死亡原因有一半以上是心脑血管所致，10% 是肾病变所致。因糖尿病截肢的患者是非糖尿病的 10~20 倍。

糖尿病及其并发症的治疗为国家和患者家庭带来了沉重的心理和经济负担。2010 年国家卫生服务治疗糖尿病的直接成本约为 1734 亿，约占国家 2010 年的医疗支出总额的 13%。而近年的多项调查表明：无论是欧美发达国家还是发展中国家，糖尿病控制状况均不容乐观。2010 年的一项全国抽样调查显示中国成年糖尿病患病人群中只有 25.8% 的患者接受了治疗，这部分人群中仅 39.7% 达到或接近血糖控制目标。而门诊患者中血糖、血压和血脂联合达标率仅为 5.6%。虽然血糖控制受个人因素、医疗条件及社会环境等多方面的影响，但患者的依从性差，缺乏自我管理意识，被普遍认为是血糖得不到有效控制的一个重要原因。因此，遏制糖尿病病魔肆虐不能仅仅依靠医务工作者，广大的糖尿病患者朋友应该行动起来，加强自我教育，加强自我管理意识，与医务工作者携手并进，共同遏制糖尿病的发生发展。

二、为什么得糖尿病的人越来越多?

在全球范围内，预计 2013~2035 年糖尿病患者总人数从 3 亿 8200 万例上升到 5 亿 9200 万例。在中国，2013 年慢性病及其危险因素监测显示成人糖尿病患病率为 10.4%，比之前的 10 年增加了 2 倍，中国已经成为世界第一糖尿病大国，并且年轻化的趋势非常明显。我国糖尿病患病率急剧增加可能有多种原因，例如：

1. 城市化：随着经济的发展，中国的城市化进程明显加快。中国城镇人口占全国人口比例已从 2000 年的 34% 上升至 2016 年的 57%。

2. 老龄化：中国 60 岁以上老年人的比例逐年增加，2000 年为 10%，2006 年为 13%，2015 年增至 16.1%，中国已经进入老龄化社会。2008~2013 年的调查中 60 岁以上的老年人糖尿病患病率 > 20%，比 20~30 岁人群患病率高 10 倍。在调整其他因素后，年龄每增加 10 岁糖尿病的患病率将会提高 68%。

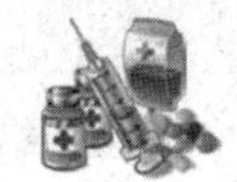

3. 生活方式改变：城市化导致人们生活方式发生了巨大改变。人们的出行方式已经发生很大改变，我国城市中主要交通工具进入了汽车时代。人们每天的体力活动明显减少，但热量的摄入并没有减少，而且脂肪摄入在总能量摄入中所占比例明显增加。在农村，随着农业现代化，人们的劳动强度已大幅降低。同时，生活节奏的加快也使得人们长期处于应激环境，这些改变可能与糖尿病的发生密切相关。

4. 肥胖和超重的比例增加：生活方式的改变伴随超重和肥胖的比例明显增加。根据国家统计局和国家卫计委的数据显示，中国人的超重率和肥胖率均不断上升。从 1992 年到 2015 年，超重率从 13% 上升到 30%，肥胖率从 3% 上升到 12%。同时中国儿童和青少年的肥胖率也在快速增加，从 2002 年到 2015 年，儿童和青少年超重率从 4.5% 上升到 9.6%，肥胖率从 2.1% 上升到 6.4%。

5. 易感性：当肥胖程度相同时，亚裔人糖尿病风险增加。与白人相比较，亚裔人更容易得糖尿病。发达国家和地区的华人糖尿病的患病率和发病率均高于白种人，也说明中国人是糖尿病的易感人群。在 20 世纪 90 年代前半期的流行病学调查显示，与大陆地区华人生活习惯相近而经济相对发达的国家（如新加坡）和地区（如中国的香港、台湾地区），其年龄标化的糖尿病患病率为 7.7%~11.0%。与此对应的是，在 1987 年、1992 年和 1998 年 3 次流行病学调查中，毛里求斯 25~75 岁的华人糖尿病患病率均超过了 11%。

三、糖尿病的诊断标准

临床中遇到很多病人得了糖尿病而不自知，甚至坚决否认，为了避免这样的情况，每一个糖尿病患者甚至健康人都应该知道糖尿病的诊断标准。当您经常出现口渴、多尿、容易饥饿、视物模糊、皮肤瘙痒，吃的多体重反而减轻的情况时，您就要怀疑是不是血糖过高引起的上述症状，及时到当地医院检测血糖。我们的血糖分为四种状态，分别是正常血糖，空腹血糖受损，糖耐量减低和糖尿病，如下表：

糖代谢状态分类

糖代谢分类	空腹血糖（mmol/L）	餐后2小时血糖（mmol/L）
正常血糖	＜6.1	＜7.8
空腹血糖受损（IFG）	6.1~＜7.0	＜7.8
糖耐量减低（IGT）	＜7.0	7.8~＜11.1
糖尿病	≥7.0	≥11.1

其中空腹血糖受损和糖耐量统称为糖调节受损，也称为“糖尿病”前期，如果不改善生活方式，控制饮食，加强锻炼，就很可能会转变为糖尿病，需要引起足够的重视！

糖尿病的诊断标准

<table>
<tr><th>诊断标准</th><th>静脉血浆葡萄糖水平（mmol/L）</th></tr>
<tr><td>典型糖尿病症状（多饮、多尿、多食、体重下降）加上随机血糖检测</td><td>≥11.1</td></tr>
<tr><td>或加上</td><td rowspan="2">≥7.0</td></tr>
<tr><td>空腹血糖检测</td></tr>
<tr><td>或加上</td><td rowspan="2">≥11.1</td></tr>
<tr><td>葡萄糖负荷后 2 小时血糖检测</td></tr>
<tr><td>无糖尿病症状者，需改日重复检查</td><td></td></tr>
</table>

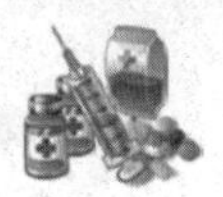

简单地来说诊断糖尿病有三种方法。首先，有糖尿病的症状（多饮、多尿、多食、体重下降等），其次，测随机血糖大于等于11.1mmol/L，或者测空腹血糖大于等于7.0mmol/L，或者测餐后2小时血糖大于等于11.1mmol/L，只要满足其一就可以诊断。如果没有糖尿病的症状，需要改日重新测一次血糖，达到标准后也可以诊断。

需要注意的是糖尿病的临床诊断应依据静脉血浆血糖而不是毛细血管血的血糖检测结果；空腹状态指至少8小时未进食；随机血糖是指不考虑上次用餐时间，一天中任意时间的血糖，不能用来诊断空腹血糖受损或糖耐量减低。如果血糖偏高，建议去正规医院检测血糖，挂号内分泌科，以进一步明确诊断。切记不要仅仅根据药店工作人员的建议而开始药物治疗，他们并非内分泌科专科医生，他们给予的用药方案往往是不规范的。

四、糖尿病是怎么形成的?

当被诊断为糖尿病时，患者可能会产生疑问：到底是身体的哪里出了问题？为什么我会得糖尿病？下面我们通过了解人体血糖的产生和利用的过程来解答这一问题。

平时称谓的血糖绝大多数情况下都是体内的葡萄糖浓度。身体的能量大部分来自葡萄糖，因此，血糖需要保持一定的水平才能维持体内各器官和组织的需要。

血糖的来源包括：食物消化、吸收；人体肝脏内储存的糖原分解；脂肪和蛋白质的转化。

血糖的利用包括：身体中各器官的功能活动需要血糖的维持；身体内各组织细胞进行有氧呼吸都需要葡萄糖的参与；血糖转化成非糖物质。

1. 人体的血糖是怎样调节的?

人类的胰岛细胞主要分为 α 细胞、β 细胞、γ 细胞及 PP 细胞。其中 α 细胞约占胰岛细胞的 20%，分泌胰高血糖素（glucagon）；β 细胞占胰岛细胞的 60%~70%，分泌胰岛素 (insulin)；γ 细胞占胰岛细胞的 10%，分泌“生长抑素”；PP 细胞数量很少，分泌胰多肽 (pancreatic polyeptide)。β 细胞分泌的胰岛素对人体的糖、脂肪和蛋白质代谢都有影响，对于糖代谢的调节作用尤为明显，最主要的作用是能够促进血液中的葡萄糖（血糖）进入组织细胞被储存和利用。

胰岛素是体内唯一能降低血糖浓度的一类激素，但它不能直接发挥作用，必须和所要结合的细胞膜上的胰岛素受体紧密结合后，才能产生生理效应。胰岛素受体是一种特殊的蛋白，主要分布在肝脏、肌肉、脂肪等组织的细胞上，它对胰岛素特别敏感，而且识别性极强。如果把胰岛素受体比作是一把锁，那胰岛素就是一把钥匙。胰岛素发挥降血糖的过程就好像是用钥匙打开锁，使细胞的大门打开，血液中的葡萄糖迅速进入细胞内并被利用，从而使血液中的血糖浓度降低。当血液中的血糖浓度升高时，会刺激胰岛素释放；当血糖浓度降低时，则会引起使血糖升高的另一类激素的释放。由于它们之间的微妙关系，使得人体血糖浓度总能保持在正常范围内。

同样，神经在调节血糖方面也起着重要的作用。血糖在一定幅度下降，可以左右食欲。当血糖降低时就会有饥饿的感觉，身体就提出要求“请提供能量”。进食后，胃肠道将食入的糖类消化水解成葡萄糖后吸收进入血液，使血糖升高；到血糖上升到一定程度时，大脑发出指令，使食欲减退。随着葡萄糖的利用和储存，血糖又一次下降……如此反复，从而维持了血糖的动态平衡。

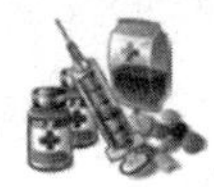

2. 胰岛素是怎样分泌调节的?

（1）血糖浓度是调节胰岛素分泌的最重要因素，当血糖浓度升高时，胰岛素分泌明显增加，从而促进血糖降低。当血糖浓度下降至正常水平时，胰岛素分泌也迅速恢复到基础水平。在持续高血糖的刺激下，胰岛素的分泌可分为三个阶段：第一时相，快速分泌相，进餐 5~10 分钟后一个高峰，持续时间 5~10 分钟；第二时相，延迟分泌相，慢而持久，于餐后 30 分钟出现一个高峰；第三时相，对葡萄糖反应下降，餐后 1~1.5 小时出现，胰岛素分泌减少至基础分泌状态。胰岛素基础分泌大概每小时一个单位，每日 24 单位左右。糖尿病人或胰岛素功能受损患者，胰岛素分泌时相异常或基础胰岛素分泌不足，血糖出现波动。

（2）许多氨基酸都有刺激胰岛素分泌的作用，其中以精氨酸和赖氨酸的作用最强。在血糖浓度正常时，血中氨基酸含量增加，只对胰岛素的分泌有轻微的刺激作用，但如果在血糖升高的情况下，大量的氨基酸则可使血糖引起的胰岛素分泌加倍增多。

（3）影响胰岛素分泌的激素主要有：胃肠激素，如胃泌素、促胰液素、胆囊收缩素和抑胃肽等，都有促胰岛素分泌的作用，但前三者是在药理剂量时才有促胰岛素分泌作用，只有抑胃肽（GIP）或称依赖葡萄糖的促胰岛素多肽（glucose-dependent insulin-stimulating polypeptide，即 DPP-4）才可能对胰岛素的分泌起调节作用。除了葡萄糖外，小肠吸收氨基酸、脂肪酸及盐酸等也能刺激 GIP 的释放。有人将胃肠激素与胰岛素分泌之间的关系称为“肠—胰岛轴”，这一调节作用具有重要的生理意义，使食物尚在肠道中时，胰岛素的分泌便已增多，为即将从小肠吸收的糖、氨基酸和脂肪酸的利用做好准备。

生长素、皮质醇、甲状腺激素以及胰高血糖素可通过升高血糖浓度而间接刺激胰岛素分泌，因此长期大剂量应用这些激素，有可能使 β 细胞衰竭而导致糖尿病；

胰岛 γ 细胞分泌的生长抑素可通过旁分泌作用，抑制胰岛素和胰高血糖素的分泌，而胰高血糖素也可直接刺激 β 细胞分泌胰岛素。

（4）胰岛受迷走神经与交感神经支配。刺激迷起神经，可通过乙酰胆碱作用于 M 受体，直接促进胰岛素的分泌；迷走神经还可通过刺激胃肠激素的释放，间接促进胰岛素的分泌。交感神经兴奋时，则通过去甲肾上腺素作用于 α2 受体，抑制胰岛素的分泌。

当机体缺乏胰岛素，或者胰岛素不能发挥作用时，血糖难以被组织细胞摄取，糖的贮存和利用都将减少，这时血糖浓度如果过高，就会有一部分从尿液中排出，形成糖尿，这也正是糖尿病的由来。1 型糖尿病病因和发病机制尚不清楚，其显著的病理生理学和病理学特征是胰岛 β 细胞数量显著减少和消失所导致的胰岛素分泌显著下降或缺失。2 型糖尿病的病因和发病机制目前亦不明确，其显著的病理生理学特征为胰岛素调控葡萄糖代谢能力的下降（胰岛素抵抗）伴随胰岛 β 细胞功能缺陷所导致的胰岛素分泌减少（或相对减少）。

五、糖尿病有哪些分类?

被诊断为糖尿病时大多数患者可能更关心自己是哪种类型的糖尿病，应该怎样治疗。通过了解糖尿病的分类对可以对自身患有的疾病有更深层次的认识。目前临床上较常见的糖尿病有 1 型糖尿病、2 型糖尿病、妊娠糖尿病，以及少见的特殊类型糖尿病。

1. 1 型糖尿病

又称胰岛素依赖型糖尿病，多发生在儿童和青少年，也可发生于各种年龄。我国儿童青少年（0~14 岁）1 型糖尿病的年发病率约

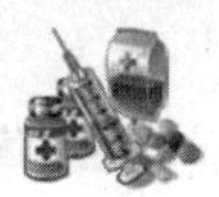

为0.6/10万。目前认为病因是在遗传易感性的基础上，外界环境因素引发机体自身免疫功能紊乱，导致胰岛β细胞的损伤和破坏，胰岛素分泌绝对不足，继而引发糖尿病。临床表现多为起病较急，常因感染或饮食不当发病；典型者有多尿、多饮、多食和消瘦三多一少的症状；不典型的表现为疲乏无力、遗尿、食欲降低等。

2. 2型糖尿病

又称非胰岛素依赖型糖尿病，胰岛素调控葡萄糖代谢能力的下降伴随胰岛β细胞功能缺陷所导致的胰岛素分泌减少。是一组以高血糖为特征的代谢性疾病。目前95%以上的糖尿病都是2型糖尿病。

3. 妊娠糖尿病

妊娠期糖尿病是在妊娠期间被诊断的糖尿病或糖调节异常，不包括已经被诊断的糖尿病患者。妊娠期高血糖与胎儿不良妊娠结局相关：可导致巨大儿、新生儿低血糖、胎儿窒息等的发生率显著增加。

4. 特殊类型糖尿病

由于已知的原发病所致的人体慢性高血糖状态，具体类型如下：

（1）胰岛β细胞功能遗传缺陷

① 第12号染色体，肝细胞核因子-1α（HNF-1α）基因突变（MODY3）；

② 第7号染色体，葡萄糖激酶（GCK）基因突变（MODY2）；

③ 第20号染色体，肝细胞核因子-4α（HNF-4α）基因突变（MODY1），线粒体DNA。

（2）胰岛素作用遗传性缺陷

A型胰岛素抵抗，矮妖精貌综合征（leprechaunism），Rabson-Mendenhall综合征，脂肪萎缩性糖尿病等；

（3）胰腺外分泌疾病：胰腺炎、创伤/胰腺切除术后、胰腺肿瘤、胰腺囊性纤维化、血色病、纤维钙化性胰腺病及其他；

（4）内分泌疾病：肢端肥大症、库欣综合征、胰高糖素瘤、嗜铬细胞瘤、甲状腺功能亢进症、生长抑素瘤、醛固酮瘤等；

（5）药物或化学品所致的糖尿病：Vacor（N–3 吡啶甲基 N-P 硝基苯尿素）、喷他脒、烟酸、糖皮质激素、甲状腺激素、二氮嗪、β–肾上腺素能激动剂、噻嗪类利尿剂、苯妥英钠、α–干扰素及其他；

（6）感染：先天性风疹、巨细胞病毒感染及其他；

（7）不常见的免疫介导性糖尿病：僵人（stiff-man）综合征、胰岛素自身免疫综合征、胰岛素受抗体及其他；

（8）其他与糖尿病相关的遗传综合征：Down 综合征、Klinefelter 综合征、Turner 综合征、Wolfram 综合征、Friedreich 共济失调、Huntington 舞蹈病、Laurence-MoonBeidel 综合征、强直性肌营养不良、卟啉病、Prader-Willi 综合征及其他。

六、糖尿病有什么危害？

糖尿病的早期症状较轻，人们一般不会予以重视，但得了糖尿病，且长期未给予正规降糖治疗时，就会引起一系列的并发症状，包括急性并发症：糖尿病酮症酸中毒，糖尿病高血糖高渗性昏迷，糖尿病乳酸性酸中毒。还有诸多的慢性并发症，将会极大地影响人们的生活与工作，主要如下：

1. 糖尿病肾病：糖尿病患者中有 20%~40% 发生糖尿病肾病，是糖尿病患者肾衰竭的主要原因。早期糖尿病肾病的特征是尿中白蛋白排泄轻度增加（微量白蛋白尿），逐步进展至大量白蛋白尿和血清肌酐水平上升，最终发生肾衰竭，需要透析或肾移植。

2. 视网膜病变：糖尿病视网膜病变是糖尿病高度特异性的微血管并发症，在 20~74 岁成人新发失明病例中，糖尿病视网膜病变是

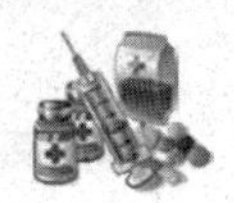

最常见的病因。表现为视物模糊，眼底出血、泪囊炎、玻璃体浑浊、黄斑变性以及糖尿病性白内障，多为双眼发病，发展迅速，可于数天、数周或数月内发展为混浊。

3. 糖尿病神经病变：糖尿病神经病变是糖尿病最常见的慢性并发症之一，病变可累及中枢神经及周围神经，以后者为常见。糖尿病患者常会出现肢体皮肤麻木，疼痛，感觉过敏或缺失，还有出汗异常、腹部胀满、腹泻或便秘等。

4. 下肢血管病变：表现为下肢动脉的狭窄或闭塞。通常是指下肢动脉粥样硬化病变（LEAD）。LEAD 对机体的危害除导致跛行，下肢缺血性溃疡和截肢外，更重要的是这些患者的心血管事件发生风险明显增加，病死率更高。

5. 糖尿病足：糖尿病足病是糖尿病最严重和治疗费用最高的慢性并发症之一，重者可导致截肢。糖尿病患者下肢截肢的相对风险是非糖尿病患者的 40 倍。糖尿病患者由于血糖升高，引起周围血管病变，神经病变，更容易发生局部损伤及感染，形成溃疡，坏疽，而比较常见的部位是足部，即所谓的糖尿病足，重症时可能需要截肢。

6. 心脑血管疾病：糖尿病是心脑血管疾病的独立危险因素。与非糖尿病人群相比，糖尿病患者发生心脑血管疾病的风险增加 2~4 倍。血糖控制不佳，会导致心梗，剧烈而持久的胸骨后疼痛；会导致脑梗即中风，引起意识的突然丧失并伴有身体一侧的无力或瘫痪；也会增加冠心病、高血压等心血管疾病的风险。

7. 糖尿病患者免疫功能降低，易诱发感染，常见感染包括呼吸道感染和肺结核、泌尿系统感染以及皮肤感染。而感染也会加重糖尿病，这是恶性循环的过程，会造成一些不良结局的产生。

第二章 2 型糖尿病可防可控

一、如何预防糖尿病?

目前糖尿病的发病率在逐年升高，所涉及的人群也越来越广，而且糖尿病一旦产生就很难逆转，因此，如何预防糖尿病显得尤为重要。

有多项研究显示生活方式干预能够降低糖尿病发生的风险。推荐患者增加蔬菜的摄入量、减少酒精和单糖（单糖是不能再水解的一类糖类化合物，葡萄糖、果糖，及半乳糖均为单糖，常见的糖果、巧克力等都含较多的单糖）的摄入量。鼓励超重或肥胖患者（BMI > 25kg/m^2）（BMI= 体重 / 身高 ^{2}）减轻体重，增加日常活动量，每天进行至少 20 分钟的中等强度活动（比如：快走、打太极拳、骑车、乒乓球、羽毛球和高尔夫球等可明显加快心率的活动）。生活方式干预 6 年，可使以后 14 年的 2 型糖尿病累计发生风险下降 43%；芬兰糖尿病预防研究的生活方式干预组推荐个体化饮食和运动指导，每天进行至少 30 分钟有氧运动和阻力锻炼，目标是体重减少 5%，脂肪摄入量 < 总热量的 30%，该研究平均随访 7 年，可使 2 型糖尿病发生风险下降 43%；美国预防糖尿病计划（DPP）研究的生活方式干预组推荐患者摄入脂肪热量 < 25% 的低脂饮食，如果体重减轻未达到标准，则进行热量限制；生活方式干预组中 50% 的患者体重减轻了 7%，74% 的患者可坚持每周至少 150 分钟中等

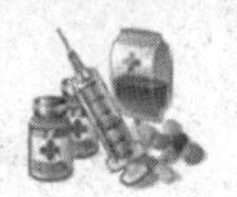

强度的运动，生活方式干预 3 年可使糖耐量降低进展为 2 型糖尿病的风险下降 58%。随访累计达 10 年后，生活方式干预组患者体重虽然有所回升，但其预防 2 型糖尿病的益处仍然存在。此外，在其他国家的糖耐量降低患者中开展的研究也同样证实了生活方式干预预防 2 型糖尿病发生的有效性。

我国 2013 版糖尿病诊疗指南推荐，糖尿病前期患者应通过以下几方面来预防糖尿病的发生：

1. 饮食控制和运动：

（1）多吃蔬菜，少摄入糖类化合物，如糖果类、巧克力、含碳水化合物的饮料，控制脂肪，如减少饱和脂肪酸如动物内脏、猪肉等的摄入；

（2）首先根据血糖情况以及是否患有基础疾病选择运动项目，比如说您有高血压病，当血压波动较大时就不应剧烈运动；其次是运动形式的选择，将有氧运动和抗阻训练相结合。运动项目以中低强度节律性运动最好，如慢跑、骑车、游泳等，每周 3~5 次，运动以有氧运动为主，运动间隔时间不超过 3 天，时间为餐后的 1~3 小时为宜。但不同的运动方式只要能量消耗相等，运动降低血糖的效果就是一样的。

2. 严格控制血压和血脂。每年应至少检查 1 次血脂；若伴有高血压，应按规律服药，定期监测血压，如果有条件，可以每日在家中使用血压计自行测定血压。

3. 戒烟。吸烟有害健康，也是导致心血管疾病发生的危险因素。吸烟与肿瘤、糖尿病大血管病变、糖尿病微血管病变、过早死亡的风险增高相关。研究表明新发现的 2 型糖尿病患者戒烟有助于改善代谢指标、降低血压和减少白蛋白尿。

4. 获取家人，朋友的支持，保证良好生活方式的长期坚持。

5. 糖耐量减低患者除采取饮食控制和运动干预措施外，应该至少 6 个月随访一次，检测 HbA1c（糖化血红蛋白）以及空腹或餐后血糖来评价长期血糖控制是否达标。

6. 药物干预预防。在糖尿病前期人群中进行的药物干预试验显示，口服降糖药二甲双胍、α－糖苷酶抑制剂、噻唑烷二酮类（TZDs）、GLP-1 受体激动剂以及减肥药奥利司他、中药（天芪胶囊）等药物治疗可降低糖尿病前期人群发生糖尿病的风险。此外，血管紧张素转换酶抑制剂（ACEI）和血管紧张素Ⅱ受体拮抗剂（ARB）类降压药在有效控制血压的同时，亦已被证实可显著降低新发糖尿病的风险。然而，由于目前尚无充分的证据表明药物干预具有长期疗效和卫生经济学益处，故各国制定的临床指南尚未广泛推荐药物干预作为预防糖尿病的主要手段。而目前我国的经济发展水平尚为初级阶段且存在显著的地区不平衡，加之与预防糖尿病相关的卫生保健体制尚不健全，不推荐使用药物干预的手段预防糖尿病。如不考虑上述因素，药物干预预防糖尿病可根据个体情况在医生的指导下进行。

预防糖尿病的具体目标：

1. 超重或肥胖者 BMI（体重指数）达到或接近 $24kg/m^2$，或体重至少减少 5%~10%；

2. 每日饮食总热量至少减少 400~500kCal（1kCal=4.184 kJ），（相当于 4~5 根香蕉，1 个汉堡）；

3. 饱和脂肪酸摄入占总脂肪酸摄入的 30% 以下（饱和脂肪酸多存在于动物油脂中，比如动物内脏、肥猪肉、鸡蛋黄等）；

4. 中等强度体力活动，至少保持在 150 分钟 / 周。

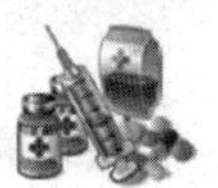

二、哪些人容易得糖尿病?

糖尿病的诱发因素包括遗传因素和环境因素。健康的生活方式，合理控制饮食，适当体育锻炼，且没有其他基础疾病以及糖尿病家族史，那么获得糖尿病的概率就很小。若相反，就成了糖尿病发生的高危人群。那么，都有哪些人容易得糖尿病呢?

首先，有糖尿病家族史，也就是父母一方、兄弟姐妹或其他亲属有糖尿病病史的，这些人患糖尿病的概率高于没有家族史者；其次，体型肥胖者，尤其是“大肚子细腿”的人；吸烟、体力活动少、生活压力大和精神持续紧张者；有不良的饮食和生活习惯，经常暴饮暴食、喜食高热量食物者；已经患有高血压、血脂异常或早发冠心病的人群；以及由于其他疾病，需要长期使用一些影响糖代谢药物者；年龄≥ 45 岁，糖尿病的发病率随着年龄而增长；以往怀孕时曾有过血糖升高或生育过巨大儿的女性。

2 型糖尿病的高风险因素

不可改变的危险因素	可改变的危险因素
年龄	糖尿病前期（糖耐量减低或合并空腹血糖受损） （最重要的危险因素）
家族史或遗传倾向	代谢综合征
种族	超重、肥胖、抑郁症
妊娠糖尿病史或巨大儿生产史	饮食热量摄入过高、体力活动减少
多囊卵巢综合征	可增加糖尿病发生风险的药物
宫内发育迟缓或早产	致肥胖或糖尿病的社会环境

（一）成年人中糖尿病高危人群的定义

在成年人（> 18 岁）中，具有下列任何一项及以上的危险因素者均可定义为糖尿病的高危人群：

1. 年龄≥ 40 岁；2. 有糖调节受损史，即曾经有糖耐量减低或合并空腹血糖受损病史；3. 超重（BMI ≥ 24kg/m²）或肥胖（BMI ≥ 28kg/m²）和（或）中心型肥胖（男性腰围≥ 90cm，女性腰围≥ 85cm）；4. 静坐生活方式；5. 一级亲属中有 2 型糖尿病家族史；6. 有巨大儿（出生体重≥ 4 kg）生产史或妊娠糖尿病史的女性；7. 高血压 [收缩压≥ 140mmHg 和（或）舒张压≥ 90mmHg（1 mmHg=0.133kPa]，或正在接受降压治疗；8. 血脂异常 [高密度脂蛋白胆固醇（HDL-C）≤ 0.91mmol/L（≤ 35mg/dl）、甘油三酯≥ 2.22mmol/L（≥ 200mg/dl）]，或正在接受调脂治疗；9. 动脉粥样硬化性心脑血管疾病患者；10. 有一过性类固醇糖尿病病史者，及使用糖皮质激素导致一过性的血糖升高；11. 多囊卵巢综合征（PCOS）患者；12. 长期接受抗精神病药物和（或）抗抑郁药物治疗的患者。

在上述各项中，糖调节异常患者是最重要的 2 型糖尿病高危人群，每年有 1.5%~10.0% 的葡萄糖耐量异常患者进展为 2 型糖尿病。

（二）儿童和青少年中糖尿病高危人群的定义

在儿童和青少年（≤ 18 岁）中，超重（BMI > 相应年龄值、性别的 85%）或肥胖（BMI > 相应年龄、性别 95%）且合并下列任何一项危险因素者：1. 一级或二级亲属中有 2 型糖尿病家族史；2. 存在与胰岛素抵抗相关的临床状态（如黑棘皮病、高血压、血脂异常、PCOS）；3. 母亲妊娠时有糖尿病史或被诊断为妊娠糖尿病。

糖尿病筛查的年龄和频率

对于成年人的糖尿病高危人群，不论年龄大小，宜及早开始进行糖尿病筛查，对于除年龄外无其他糖尿病危险因素的人群，宜在年龄≥ 40 岁时开始筛查。对于儿童和青少年的糖尿病高危人群，宜从 10 岁开始，但青春期提前的则推荐从青春期开始。首次筛查结果正常者，宜每 3 年至少重复筛查 1 次。

糖尿病筛查的方法

空腹血糖检查是简单易行的糖尿病筛查方法，宜作为常规的筛查方法，但有漏诊的可能性。条件允许时，应尽可能行 OGTT（空腹血糖和糖负荷后 2 小时血糖）检测。暂不推荐将 HbA1c（糖化血红蛋白）检测作为常规的筛查方法。

三、糖尿病有哪些早期信号?

1. 常常会感到口渴，口腔内干燥，需要频繁喝水；

2. 多尿或小便频繁，夜晚比较明显，起夜次数增多；

3. 在饭后 3 小时或饭前，呈现难以忍受的饥饿感，这可能是糖尿病导致的反应性低血糖；

4. 吃得多，但体重不增反降；

5. 晚上睡眠正常，但是白天仍旧有萎靡不振，乏力的感觉；

6. 皮肤干燥、瘙痒，可能由于糖尿病患者周围神经末梢容易发炎，导致手足感觉异常，皮肤瘙痒；或是汗液分泌减少，也会因为皮肤过度干燥而瘙痒；

7. 糖尿病患者早期往往出现眼睛不适，视物模糊，视力下降等症状，这些症状的发生是由于高血糖影响眼底和视神经的改变所致；

8. 上楼梯时感腿乏力，腿软，平时容易出现小腿肌肉抽筋、痉挛表现；

9. 口腔内经常会有牙槽感染，流脓，由于血糖异常导致黏膜易受感染、细菌易于繁殖所致；

10. 手足出现麻木，甚至有疼痛、热感和虫爬的感觉，可能是血糖异常影响末梢血液循环所致；

11. 糖尿病患者常常会有排尿困难，小便费力，或者有使不上的劲的感觉，这是糖尿病导致膀胱括约肌功能障碍所致；

12. 皮肤上反复出现毛囊炎、火疖子、大鼓包等，可能是糖尿病导致皮肤免疫力降低的表现；

13. 常常会有出汗的表现。比如，只有上半身出汗，或者只有一侧身体出汗或者出冷汗等，这是糖尿病导致植物神经紊乱所致；

14. 胃动力不足，饱胀、干呕、恶心、食欲下降，这是糖尿病患者植物神经紊乱导致胃轻瘫现象；

15. 此外，伤口难以愈合，女性私处瘙痒等都可能是血糖异常引起的表现。

如果出现以上信号，请及时去医院就诊，检查血糖，做 OGTT 实验，来确定自己的血糖状态，筛查是否已经是糖尿病，如果已被确诊，还要做相关并发症的检查。

四、得了糖尿病如何防止并发症的产生？

限于目前医学水平，糖尿病仍是一种终身性疾病，因此应给予糖尿病患者终身的密切医疗关注。糖尿病治疗的近期目标是通过控制高血糖和相关代谢紊乱来消除糖尿病症状和防止出现急性代谢并

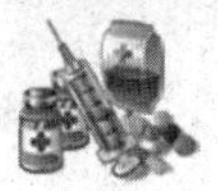

发症，糖尿病治疗的远期目标是通过良好的代谢控制达到预防慢性并发症、提高患者生活质量和延长寿命的目的。

临床数据显示，糖尿病发病后 10 年左右，将有 30%~40% 的患者至少会发生一种并发症，且并发症一旦产生，药物治疗很难逆转，因此强调尽早预防糖尿病并发症。那么得了糖尿病如何防止并发症的产生?

1. 饮食控制

任何再好的治疗措施，如果离开了科学的饮食，都不会获得满意的疗效。我们在临床中发现，一些病人得病前吃饭很随便，毫不在意，一旦被诊断患了糖尿病，就什么都不敢吃了。每顿只以一些所谓的低糖食品如豆面、杂面、燕麦等充饥，希望以此种方法来控制血糖。其实这些食物的含糖量都在 60%~70% 左右，只是难以消化吸收，长时间大量进食这些食品易导致病人的营养不良，使患者日渐疲乏、消瘦、机体免疫力下降，不利于胰岛功能的恢复。

糖尿病的饮食治疗原则应是：均衡膳食。食物所含的营养成分要全面，比例要适当，数量要充足，以提供足够的营养满足生长发育及生活劳动的需要。要求食用低盐、低热能和低脂肪食物，限制淀粉的摄入量，可将主食由大米、白面改为适当搭配吃些粗粮，例如荞麦、玉米、小米等；早上应进食营养充足的食物，如可吃一个鸡蛋，一杯牛奶，1/2~1 个馒头加点凉拌菜就可以了。中午吃饱，指的是中午的食量可以稍大，营养更丰富一些。一些肉类食物宜放在中午食用。晚饭吃少，一方面总量要少，另一方面要清淡。每顿进餐量不宜过大，可吃七八成饱，以到下次进餐不感到十分饥饿为度。若中间感到饥饿，可在中间适当加餐。这样可以避免一次大量进食后，血糖明显升高；避免食用直接加糖的食品如含糖的饮料、含糖的面包等，饮食中也应控制油脂食物的摄入，少吃含饱和脂肪酸较多的食品如动物内脏、肥猪肉等，多吃蔬菜，以增加膳食纤维摄入量。合理摄入蛋白质，重视铬、锌等微量元素的补充和禁止烟酒。

医学营养治疗通过调整营养素结构，有利于血糖控制，有助于维持理想体重并预防营养不良发生。

医学营养治疗的目标：

（1）维持合理体重：超重/肥胖患者减重的目标是3~6个月减轻体重的5%~10%。消瘦者应通过合理的营养计划恢复并长期维持理想体重。

（2）提供均衡营养的膳食。

（3）达到并维持理想的血糖水平，降低HbA1c水平。

（4）减少心血管疾病的危险因素，包括控制血脂异常和高血压。

（5）减轻胰岛素抵抗，降低胰岛β细胞负荷。

2. 合理运动

运动疗法是治疗2型糖尿病的重要方法，有减轻体重、缓解胰岛素抵抗、降低血糖和减少心脑血管并发症的作用。在决定要采取运动疗法以前，患者应先进行相关的各种检查，了解一下自己的血糖、尿酮体、血常规、心肺肝肾功能及糖尿病并发症等情况。一般来说，只有当糖尿病控制在一定程度，而且不存在可能会因运动而使病情加重的情况时，运动疗法才是合适的。

规律运动8周以上可将2型糖尿病患者HbA1c降低0.66%；坚持规律运动12~14年的糖尿病患者病死率显著降低。2型糖尿病患者运动时应遵循以下原则：

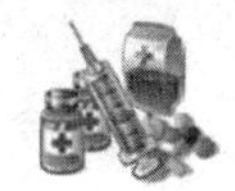

（1）运动治疗应在医师指导下进行。运动前要进行必要的评估，特别是心肺功能和运动功能的医学评估（如运动负荷试验等）。

（2）空腹血糖＞16.7mmol/L、反复低血糖或血糖波动较大、有糖尿病酮症酸中毒等急性代谢并发症、合并急性感染、增殖性视网膜病、严重肾病、严重心脑血管疾病（不稳定型心绞痛、严重心律失常、一过性脑缺血发作）等情况下禁止运动，病情控制稳定后方可逐步恢复运动。

（3）成年糖尿病患者每周至少150分钟（如每周运动5天，每次30分钟）中等强度（50%~70%最大心率，运动时有点用力，心跳和呼吸加快但不急促）的有氧运动。研究发现即使一次进行短时的体育运动（如10分钟），累计30分钟/天，也是有益的。

（4）中等强度的体育运动包括：快走、打太极拳、骑车、乒乓球、羽毛球和高尔夫球。较强体育运动为舞蹈、有氧健身操、慢跑、游泳、骑车上坡。

（5）如无禁忌证，每周最好进行2次抗阻运动、锻炼肌肉力量和耐力。训练时阻力为轻或中度。联合进行抗阻运动和有氧运动可获得更大程度的代谢改善。

（6）运动项目要与患者的年龄、病情及身体承受能力相适应，并定期评估，适时调整运动计划。

（7）记录运动日记，有助于提升运动依从性。

（8）养成健康的生活习惯。培养活跃的生活方式，如增加日常身体活动，减少静坐时间，将有益的体育运动融入日常生活中。

（9）运动前后要加强血糖监测，运动量大或激烈运动时应建议患者临时调整饮食及药物治疗方案，以免发生低血糖。

3. 规律用药

国内外诸多研究结果提示：对于早期 2 型糖尿病患者进行血糖的强化控制可以显著降低大血管和微血管病变的发生风险。因此，对于新诊断的早期 2 型糖尿病患者，一定要严格控制自己的血糖，来降低糖尿病并发症的发生风险。而严格控制血糖的基础是按照医生的用药方案坚持每天规律用药，不可以想起来吃一颗，想不起来就不吃。降糖效果不明显时，不要急于换药治疗，应考虑是否是用药剂量不足，服药方法不正确，药物继发性失效，胰岛素抵抗，其他药物的干扰等因素，配合医生找出原因再采取相应对策。

除了降糖治疗，在许多有糖尿病并发症或者具有心血管疾病危险因素的 2 型糖尿病患者中，需要长期采取降压、调脂和抗血小板治疗，以预防心血管疾病和相关不良事件的发生。这些药物都需要按照医生的医嘱长期规律服用，才能达到良好的效果。

4. 健康教育

糖尿病是一种终身性疾病，患者的行为和自我管理能力也是糖尿病控制是否成功的关键。健康教育的目标是使患者充分认识糖尿病并掌握糖尿病的自我管理能力。糖尿病教育内容包括饮食、运动、用药、血糖监测和自我管理能力的指导。教育的形式包括：糖尿病知识科普阅读、糖尿病知识讲座、糖尿病社区活动教育、糖友互动等。

经常阅读有关糖尿病的科普读物是接受糖尿病教育的好方法，可以提高患者自我治疗、自我监测和自我管理的技能。也可以通过参加医院开展的糖尿病教育讲座了解糖尿病知识，掌握血糖自我监测方法及技术。或者多参加社区卫生活动，通过此类活动结识其他

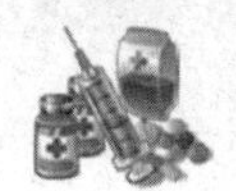

的糖尿病患者，可以互相了解病情以及药物服用方法等，对自己的病情做到心中有数，对自己的生活、工作做到合理安排，做个能管理自身健康的有心人。

5. 血糖监测

随着家庭血糖仪的普及，糖尿病患者可以在家中、学校、办公室及任何地方，任何时间自测血糖。运用血糖仪测出来的血糖值要比从静脉抽血化验的血糖值约低 10%。但即使如此，血糖自我检测还是有许多优点：（1）任何时间都可测即时的血糖水平。（2）高血糖和低血糖可立即被识别，有助于患者了解自己的血糖控制情况，防止一些严重并发症的产生。（3）帮助医生了解患者在家时的血糖控制情况，有助于指导下一步调整降糖方案。因此，自我血糖监测在糖尿病的治疗过程中起着非常关键的作用，可以说，有了血糖监测，我们才能“有的放矢”，而不是“盲人摸象”。

HbA1c，也称糖化血红蛋白，可反映 3 个月以来的平均血糖。其测定不受进餐与否的影响，是评价长期血糖控制的金指标，也是指导临床调整治疗方案的重要依据。标准检测方法下的 HbA1c 正常值为 4%~6%，在治疗之初建议每 3 个月检测 1 次，一旦达到治疗目标可每 6 个月检查 1 次。对于患有贫血和血红蛋白异常疾病的患者，HbA1c 的检测结果是不可靠的。可用血糖、糖化血清白蛋白或糖化血清蛋白来评价血糖的控制。

糖化血红蛋白与平均血糖关系的对照表

HbA1c（%）	平均血糖 [mmol/L（mg/dl）]
6	7.0（126）

HbA1c（%）	平均血糖 [mmol/L（mg/dl）]
7	8.6（154）
8	10.2（183）
9	11.8（212）
10	13.4（240）
11	14.9（269）
12	16.5（298）

要防止糖尿病并发症的产生，我们应该从上面所说的五点入手，把饮食控制，合理运动，规律用药，参加健康教育，血糖监测，这“五匹马”的缰绳牢牢掌握在自己手里，这样，才能最大可能地控制糖尿病并发症的产生和发展，从而“笑傲糖坛”，做到“得了糖尿病，我不慌”！

五、有了并发症后如何降低心血管疾病的发生率和死亡的风险?

糖尿病是心、脑血管疾患的独立危险因素。与非糖尿病人群相比，糖尿病患者发生心、脑血管疾病的风险增加 2~4 倍。糖尿病患者经常伴有血脂紊乱、高血压等心脑血管病变的重要危险因素。临床证据显示，严格的血糖控制对减少 2 型糖尿病患者发生心、脑血管疾病及其导致的死亡风险作用有限，特别是那些病程较长、年龄偏大和已经发生过心血管疾病或伴有多个心血管风险因素的患者。但是，对多重危险因素的综合控制可显著改善糖尿病患者心脑血管病变和死亡发生的风险。因此，对糖尿病大血管病变的预防，需要全面评估和控制心血管疾病风险因素（高血糖、高血压和血脂紊乱）

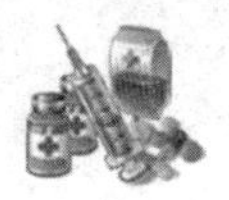

并进行适当的抗血小板治疗。

已有充分的临床研究证据表明，在已经发生过心血管疾病的 2 型糖尿病患者中，无论是采用单独的降压、调脂或阿司匹林治疗，还是上述手段的联合治疗，均能够降低 2 型糖尿病患者再次发生心血管疾病和死亡的风险。尤其是对于年龄较大、糖尿病病程较长和已经发生过心血管疾病的 2 型糖尿病患者而言，这种联合治疗措施尤其重要，可以降低心血管疾病反复发生和死亡的风险，

1. 降压

高血压是糖尿病的常见并发症或伴发病之一，我国门诊就诊的 2 型糖尿病患者中约 30% 伴有已诊断的高血压。1 型糖尿病患者出现的高血压常与肾损害加重相关，而 2 型糖尿病患者合并高血压通常是多种心血管代谢危险因素并存的表现，高血压可出现在糖尿病发生之前。糖尿病与高血压的并存使心血管病、卒中、肾病及视网膜病变的发生和进展风险明显增加，提高了糖尿病患者的病死率。反之，控制高血压可显著降低糖尿病并发症发生和发展的风险。

对糖尿病患者血压增高的初始干预方案应视血压水平而定。糖尿病患者的血压水平如果超过 120/80mmHg，即应开始生活方式的干预以降低血压和预防高血压的发生。血压≥ 140/90mmHg 者可考虑开始药物降压治疗。糖尿病患者收缩压≥ 160mmHg 时必须启动药物治疗。降压药物选择时应综合考虑疗效、心肾保护作用、安全性和依从性以及对代谢的影响等因素。供选择的药物主要有 ACEI、ARB、钙拮抗剂、利尿剂、β 受体阻滞剂等，其中 ACEI 或 ARB 为首选药物。为达到降压目标，通常需要多种降压药物联合应用。联合用药推荐以 ACEI 或 ARB 为基础的降压药物治疗方案，可以联合使用钙拮抗剂、吲达帕胺类药物、小剂量噻嗪类利尿剂、选择性 β 受体阻滞剂。如下表所示：

降血压药物种类

药物种类	药品名称
ACEI 类	卡托普利、依那普利、培哚普利等
ARB 类	缬沙坦、厄贝沙坦、替米沙坦、氯沙坦、奥美沙坦等
钙拮抗剂	氨氯地平、硝苯地平、非洛地平、尼群地平等
利尿剂	氢氯噻嗪、吲达帕胺、螺内酯、呋塞米、氨苯蝶啶、阿米洛利等
β 受体阻滞剂	美托洛尔、阿替洛尔、卡维地洛、比索洛尔、拉贝洛尔等

2. 调脂

2 型糖尿病患者常见的血脂紊乱是甘油三酯升高及 HDL-C 降低，HDL-C 升高。它们与 2 型糖尿病患者发生心血管病变的高风险相关。多项研究证明他汀类药物通过降低总胆固醇和 LDL-C 水平进而显著降低糖尿病患者发生大血管病变和死亡的风险。但是，对于有心血管疾病高风险的 2 型糖尿病人群中，在他汀类药物治疗的基础上使用降低甘油三酯和升高 HDL-C 的调脂药，不能进一步降低糖尿病患者发生心脑血管病变和死亡的风险。

3. 抗血小板治疗

糖尿病患者的高凝血状态是发生大血管病变的重要原因，多项临床试验证明，阿司匹林可有效预防包括卒中、心肌梗死在内的心脑血管事件。目前，临床证据支持阿司匹林用于糖尿病人群心血管病变的二级预防，以及对有心血管病变高风险的糖尿病人群心血管病变的一级预防。在一定范围内阿司匹林的抗血栓作用并不随剂量增加而增加，但阿司匹林的消化道损伤作用随着剂量增加而明显增加。因此，建议长期使用时，阿司匹林的最佳剂量为 75~150mg/d，一般用法是剂量是每天口服阿司匹林肠溶片 100mg，在这个剂量范

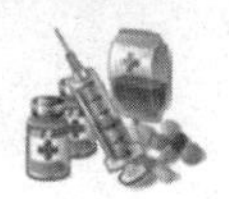

围内阿司匹林的疗效和安全性达到了较好的平衡。

（1）有心血管疾病史的糖尿病患者应常规使用阿司匹林作为二级预防措施。

（2）2 型糖尿病患者应使用阿司匹林作为心血管疾病的一级预防措施，具体要求如下：

① 具有高危心血管风险（10 年心血管风险 > 10%）者：包括大部分≥ 50 岁的男性和女性合并一项危险因素者（即心血管疾病家族史、高血压、吸烟、血脂紊乱或蛋白尿）。上述人群中无明显出血风险（既往有消化道出血病史、胃溃疡或近期服用增加出血风险的药物，如非甾体类抗炎药或华法林）者可服用小剂量（75~150mg/d）阿司匹林作为一级预防。

② 在具有中度心血管风险，如有 1 个或多个心血管病危险因素的中青年（即 < 50 岁）患者，或无心血管病危险因素的年龄较大的患者（≥ 50 岁的男性和女性，或 10 年心血管风险为 5%~10% 的患者）：应根据临床医生判断决定是否使用阿司匹林进行一级预防。

③ 由于潜在的不良反应（出血）可能抵消潜在的获益，因此不推荐阿司匹林用于心血管低风险（< 50 岁且无其他心血管危险因素，或 10 年心血管风险 < 5%）的成年糖尿病患者。

（3）对于已有心血管疾病且对阿司匹林过敏的糖尿病患者，可考虑使用氯吡格雷（75mg/d）作为替代治疗。

（4）其他抗血小板药物可作为替代治疗药物用于以下几类患者：如阿司匹林过敏、有出血倾向、接受抗凝治疗、近期胃肠道出血以及不能应用阿司匹林的活动性肝病患者。氯吡格雷已被证实可降低糖尿病患者心血管事件的发生率。可作为急性冠状动脉综合征发生后第 1 年的辅助治疗，对于阿司匹林不能耐受的患者，也可考虑氯吡格雷作为替代治疗。

第三章 糖尿病应该如何治疗?

一、合理用药——根据病情谨遵医嘱

（一）口服降糖药

1. 怎样选择合适自己的降糖药?

当被确诊为糖尿病，经过饮食控制，运动锻炼，戒烟等生活方式的改善，3 个月后血糖仍然不能恢复正常的患者，我们需要开始进行降糖药物的治疗，如何选择合适的降糖药物呢? 首先，要澄清的一个误区是：别人效果好的药不代表适合你，我们每个人都存在个体差异性，所以每个药在不同的人身上可能有不同的降糖效果，也可能带来不同的用药反应，所以不要盲目听从糖友的推荐。如何选择合适自己的降糖药物，主要考虑下面几点因素：

（1）起决定作用的是你的胰岛功能

在临床中，经常有病人问医生："我不想打胰岛素，可以不打吗"？ 其实，真正能回答这个问题的并不是医生，而是你自身的胰岛功能。如果胰岛功能尚可，可以选用口服降糖药物治疗；如果胰岛功能较差，可能口服降糖药的效果不会太好；如果胰岛功能极差，那么口服降糖药物很可能会无效，这个时候就不得不要采用胰岛素治疗。1 型糖尿病患者几乎丧失了全部的胰岛功能，因此是需要终

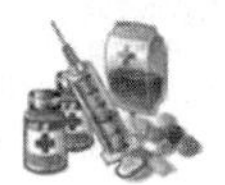

生采用胰岛素治疗的。

（2）目前的血糖和糖化血红蛋白的数值

如果第一次检测血糖时就发现血糖很高，空腹血糖（FPG）>11.1mmol/L 或者糖化血红蛋白（HbA1C）≥ 9.0% 时，需要进行 2 周到 3 个月的胰岛素强化治疗，治疗目标是空腹 3.9~7.2mmol/L，非空腹血糖≤ 10.0mmol/L。胰岛素强化治疗的好处是可以迅速缓解高糖毒性，使受到抑制的胰岛功能能够尽快恢复。

如果空腹血糖在 7.0~11.1mmol/L，糖化血红蛋白（HbA1C）在 7.0%~9.0% 之间，可以优先考虑口服降糖药物治疗。

（3）肝肾功能状态

肝功能，肾功能不佳，会影响药物的选择与使用。一般来说，我们需要选择对应的肝功能或肾功能影响较小的药物。如果有严重的肝功能或肾功能不全，优先考虑使用胰岛素治疗。就市面上已有的降糖药物而言，不受肾功能影响的药物有瑞格列奈，那格列奈，罗格列酮，利格列汀；不受肝功能影响的药物有西格列汀，利格列汀，艾塞那肽。大多数肝肾功能轻度受损可以使用口服降糖药物，

CKD分期 eGFR(mL/min/1.73m²)	1-2期 ≥60	3a期 59-45	3b期 44-30	4期 29-15	5期 <15
二甲双胍					
格列本脲					
格列美脲					
格列吡嗪					
格列喹酮					
格列齐特					
瑞格列奈					
那格列奈					
吡格列酮					
罗格列酮					
阿卡波糖					
伏格列波糖					
西格列汀					
杀格列汀					
维格列汀					
利格列汀					
阿格列汀					

常规剂量　减量　半量　1/4量　证据有限，谨慎使用

但需要根据肝肾功能受损的严重程度减量，具体应以药品说明书规定的为准。口服降糖药用于不同的肾功能分期见下图。（eGFR 为肾小球滤过率的估算值，公示为 eGFR(ml/min1.73m^2)=186×(Scr)-1.154×(年龄)-0.203×(0.742 女性)，可以咨询医师或药师。

（4）降糖方案是否方便，保证能坚持用药

糖尿病是一种慢性病，目前并没有能够根治的药物，因此需要长期服药控制。在临床调查中发现，仅有 50% 左右的患者出院后能够按照医生制订的方案坚持用药，其中原因之一可能是降糖方案不够便利，导致患者依从性欠佳。因此，是否方便患者坚持服用也是需要考虑的。比如一天四针的胰岛素强化治疗虽然可以很好地控制血糖，但是患者往往不能坚持，导致血糖控制不佳，因此，我们需要寻找自己能够坚持使用的最佳方案。

（5）降糖方案是否经济，能够长期坚持

对糖尿病患者而言，医药费是一笔沉重的负担，他们不仅仅需要服用降糖药物，可能同时需要服用降压药，降脂药，抗血小板的药物等等，这些药物大都需要长期服用。因此，降糖方案是否经济，患者是否可以承受并坚持也是需要考虑的。

（6）从长远来看，是否能保护你的胰岛功能

在我们的七大类降糖药物中，有的药物可以快速降低血糖，但是长期使用会加快胰岛细胞的衰竭，如格列本脲，吡格列嗪，格列齐特，格列喹酮，格列美脲等；有的药物虽然降糖速度，幅度较慢，但对胰岛功能不产生影响，如阿卡波糖，米格列醇等；有的既有降糖作用，对胰岛细胞还有保护作用，如西格列汀，沙格列汀等。

（7）除了降糖，是否还有其他获益

在选用降糖药的时候，我们还需要优先选择那些不依赖胰岛素，不增加体重，不增加心血管疾病的风险，甚至可以降低这种风险的

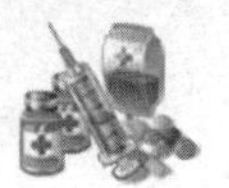

药物，如二甲双胍，西格列汀。还有一些药物，除了降糖，还可以降低体重，降低收缩压，降低甘油三酯，如达格列净、坎格列净。

2. 常用口服降糖药的特点和适用人群

目前临床上常用的口服降糖药有七大类，它们的作用机制，用法用量都各不相同，见下图。

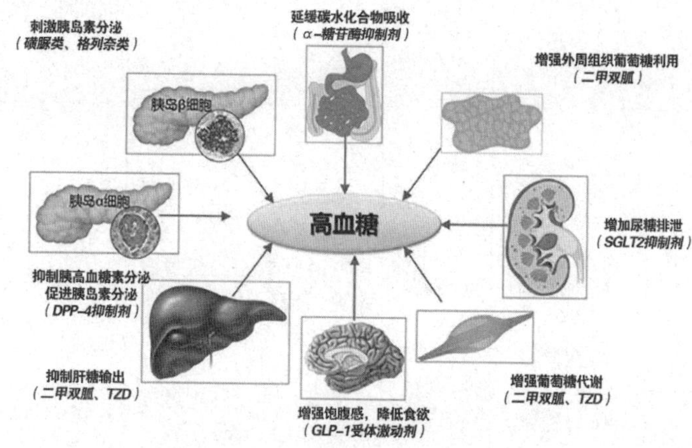

七类口服降糖药的药物特点和适用人群

药物种类	代表药物	作用机制	药物特点	适用人群
双胍类	二甲双胍	减少肝脏葡萄糖的输出；增加外周组织对葡萄糖的利用，改善胰岛素抵抗。	主要降低空腹血糖；可控制和降低体重；单独应用，很少引起低血糖；可以单药使用，也可与其他类抗糖尿病药物或胰岛素联合应用。不良反应多发生于用药早期，多表现为腹胀、腹泻等胃肠道症状。	是超重和肥胖型的2型糖尿病患者首选用药；也可用作为控制饮食、口服降糖药以及胰岛素这些标准治疗的辅助药物。只要没有禁忌证，应该始终保留在降糖方案中。

药物种类	代表药物	作用机制	药物特点	适用人群
α－糖苷酶抑制剂	阿卡波糖 伏格列波糖 米格列醇	延缓碳水化合物在肠道的降解和吸收。	主要降低餐后血糖。单独使用不发生低血糖。易引起腹胀、排气多等胃肠道副反应。	空腹血糖不高、餐后高血糖明显的糖尿病患者，也可用作为控制饮食、口服降糖药以及胰岛素这些标准治疗的辅助药物。
磺脲类促泌剂	格列喹酮 格列齐特 格列美脲	直接刺激胰岛β细胞释放胰岛素。	可同时降低空腹和餐后血糖；但容易发生低血糖及体重增加，个别患者会出现过敏反应、血细胞减少等；使用过程中会发生继发性失效。	多用于体重尚可，或尚有一定胰岛功能的2型糖尿病患者；也可与其他类降糖药物或胰岛素合用。
非磺脲类促泌剂（格列奈类）	瑞格列奈 米格列奈	胰岛素促泌剂。	短效胰岛素促泌剂，主要降低餐后血糖且不易发生低血糖，对体重影响小，轻中度肾功能不全患者仍可使用。餐前即服，方便灵活，对于进餐不规律者或老年患者更适用。磺脲类药物失效时，改用格列奈类仍可有效。	饮食控制、降低体重及运动锻炼不能有效控制高血糖的2型糖尿病（非胰岛素依赖型）患者。

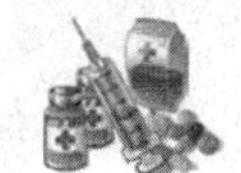

药物种类	代表药物	作用机制	药物特点	适用人群
噻唑烷二酮类	罗格列酮 吡格列酮	增加组织对胰岛素的敏感性，减轻胰岛素抵抗，不刺激胰岛素分泌。	可降低空腹血糖和餐后血糖；也不易产生低血糖；但是起效较慢，可导致水钠潴留，引起水肿及体重增加，增加心衰风险。	用于2型糖尿病病人经饮食控制、体育锻炼后血糖仍不能正常者。可单用，也可与磺脲类、二甲双胍或胰岛素合用。
DPP-4抑制剂	西格列汀 沙格列汀	二肽基肽酶-4抑制剂，通过增加活性肠促胰岛激素的水平而改善血糖。	降低餐后及空腹血糖，低血糖发生风险低，不增加体重，胃肠道反应少；1天只需用药1次。	用于2型糖尿病；可作为单药治疗，在饮食和运动基础上改善血糖控制；当单独使用盐酸二甲双胍血糖控制不佳时，可与二甲双胍联合使用，在饮食和运动基础上改善血糖控制。
SGLT-2抑制剂	恩格列净 达格列净	钠-葡萄糖协同转运蛋白抑制剂，减少已过滤葡萄糖的重吸收，增加尿葡萄糖排泄。	极少引起低血糖，并对改善体重和血压有益处。口服片剂，1天只需用药1次。	用于2型糖尿病，辅助用于在饮食和运动基础上血糖控制不佳者。

常见降糖药物用法用量及注意事项

药品名称	作用机制	规　格	用法用量	注意事项
餐前服用 胰岛素促泌剂				
格列吡嗪片（灭特尼）	能促进胰岛β细胞分泌胰岛素、增强胰岛素对靶组织的作用：亦能刺激胰岛α细胞使胰高血糖素分泌受抑制	5mg×48片/盒	早餐前30分钟服药，一般推荐剂量2.5~20mg（1/2~4片）/日，日剂量超过15mg（3片），宜在早、中、晚分三次餐前服用。	孕妇、哺乳期妇女，儿童禁用
格列喹酮片（糖适平）	为高活性亲胰岛β细胞剂，与胰岛β细胞膜上的特异性受体结合，产生适量胰岛素	30mg×30片/盒	餐前30分钟服药，一般日剂量为15~120mg(1/2~4片)，最大剂量不超过180mg（6片）。	孕妇、哺乳期妇女禁用，儿童慎用
格列美脲片（亚莫利）	增加胰岛β细胞对生理浓度葡萄糖的反应性；有胰腺外效应，可改善外周组织对胰岛素的敏感性	2.0mg×15片/盒	起始剂量为每日1mg（半片）格列美脲片，可逐步增加剂量，每天最大推荐剂量为6mg(3片)，建议于早餐前5分钟服用	孕妇、哺乳期妇女禁用，儿童慎用
格列美脲片（万苏平）	增加胰岛β细胞对生理浓度葡萄糖的反应性；有胰腺外效应，可改善外周组织对胰岛素的敏感性	2.0mg×12片/盒	起始剂量为每日1mg（半片）格列美脲片，可逐步增加剂量，每天最大推荐剂量为6mg(3片)，建议于早餐前5分钟服用	孕妇、哺乳期妇女禁用，儿童慎用

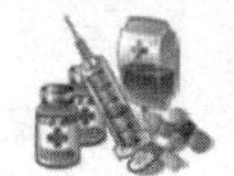

药品名称	作用机制	规 格	用法用量	注意事项
格列齐特片（达美康）	刺激胰岛β细胞分泌胰岛素	80mg×20/60片/盒	起始剂量为每天1片，可逐步增加到每次1片，每天2次。最多1天不超过4片。餐前30分钟口服。	孕妇、哺乳期妇女禁用，儿童慎用
格列齐特缓释片（达美康）	刺激胰岛β细胞分泌胰岛素，显著增加餐后胰岛素和C肽水平	60mg×15片/盒；30mg×10/30/60片/盒	每次30~120mg，每天1次，早餐时吞服。	孕妇、哺乳期妇女禁用，儿童慎用
瑞格列奈片（诺和龙）	促进胰腺释放胰岛素来降低血糖水平	1.0mg×30片/盒	推荐起始剂量0.5mg（半片），通常在饭前5~15分钟内服用	孕妇、哺乳期妇女禁用，儿童慎用
瑞格列奈片（孚来迪）	促进胰腺释放胰岛素来降低血糖水平	0.5mg×30片/盒	推荐起始剂量0.5mg（半片），通常在饭前5~15分钟内服用本药	孕妇、哺乳期妇女禁用，儿童慎用
餐时嚼服 α-糖苷酶抑制剂				
阿卡波糖片（拜唐苹/卡博平）	肠道中抑制α-糖苷酶的活性	50mg×30片/盒	起始剂量为一次1片，每天3次，以后逐渐增加至一次2片，每天3次。个别情况下，可增加至一次4片，每天3次。与第一口主食一起咀嚼服用。	不推荐孕妇、哺乳期妇女，18岁以下儿童使用

药品名称	作用机制	规 格	用法用量	注意事项
进餐时或餐后服用 双胍类				
盐酸二甲双胍片（格华止）	直接作用于糖的代谢过程，促进糖的无氧酵解，增加外周组织对葡萄糖的摄取和利用。	0.5g×20片/盒	起始剂量为每次1片，每天2次，随餐服用。可每周增加0.5g，逐渐加至每日2g，分次服用。成人最大推荐剂量为每日2550mg。进餐时或餐后服用。	不推荐孕妇，10岁以下儿童使用本品。哺乳期妇女慎用；10~16岁2型糖尿病患者每日最高剂量为2000mg。
盐酸二甲双胍缓释片（泰白）	直接作用于糖的代谢过程，促进糖的无氧酵解，增加外周组织对葡萄糖的摄取和利用。	0.5g×30片/盒	起始剂量为500毫克，随餐服用。最大推荐剂量2000mg，可分次口服。	不推荐孕妇、儿童使用本品。哺乳期妇女慎用
服药不受进餐影响				
西格列汀片（捷诺维）	二肽基肽酶-4抑制剂，通过增加活性肠促胰岛激素的水平而改善血糖。	100mg×14片/盒	口服，一般剂量为100mg每日1次，服药时间不受进餐影响	
沙格列汀片（安立泽）	二肽基肽酶-4抑制剂，通过增加活性肠促胰岛激素的水平而改善血糖。	5mg×14片/盒	口服，推荐剂量5mg每日1次，服药时间不受进餐影响	不推荐孕妇、哺乳期妇女、儿童使用

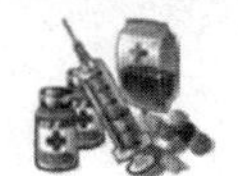

药品名称	作用机制	规　格	用法用量	注意事项
盐酸吡格列酮片（瑞彤）	为高选择性过氧化物酶体增殖激活受体 γ（PPAR γ）的激动剂，通过提高外周和肝脏的胰岛素敏感性而控制血糖水平。	30mg×14 片 / 盒	初始剂量可为 15 毫克或 30 毫克 / 日，每日服用一次，服药与进食无关。	不推荐孕妇、哺乳期妇女、儿童使用
达格列净片（安达唐）	通过抑制钠 - 葡萄糖转运蛋白 2（SGLT2）而使得多余的葡萄糖通过尿液被排出体外，从而在不增加胰岛素分泌的情况下改善血糖控制。	10mg×14 片 / 盒	起始剂量 5mg/天，可加量至 10mg/ 天，早晨服用，不受进食限制。	不推荐孕妇、哺乳期妇女、儿童使用
利拉鲁肽注射液（诺和力）	GLP-1类似物，与人 GLP-1 具有 97% 的序列同源性，可以结合并激活 GLP-1 受体。能够促进 β 细胞葡萄糖浓度依赖性地分泌胰岛素。	每支 3ml:18mg（预填充注射笔），1 支 / 盒	皮下注射，每天只需用药 1 次，且可在任何时间，不受用餐时间限制。起始每天 0.6mg，至少 1 周后，应增加至 1.2mg。根据临床应答，在至少一周后可增加至 1.8mg。每日剂量不超过 1.8mg。	孕妇、哺乳期妇女、儿童慎用

药品名称	作用机制	规　格	用法用量	注意事项
餐前60分钟内皮下注射GLP-1受体激动剂/类似物				
艾塞那肽注射液（百泌达）	合成肽类，最初在钝尾毒蜥中发现，具有肠促胰岛素分泌激素类似物效应。促进β细胞葡萄糖依赖性地分泌胰岛素、抑制胰高血糖素过量分泌并且能够延缓胃排空	1ml:250μg，1.2ml/支；	起始每次5ug，每日2次，在早餐和晚餐前60分钟内皮下注射，不应在餐后注射。在治疗1个月后剂量可增加至每次10ug，每日2次	孕妇、哺乳期妇女、儿童慎用

3. 可以使用中药降糖吗？

中药降糖药的种类

（1）来自文献报道

① 单味降糖中药

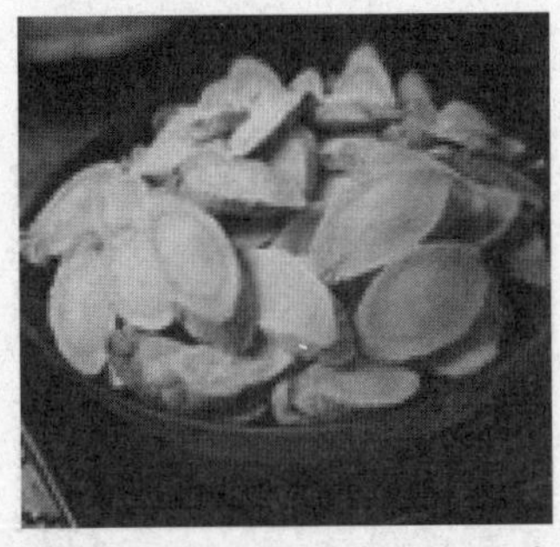

黄芪：黄芪多糖具有双向调节血糖作用。

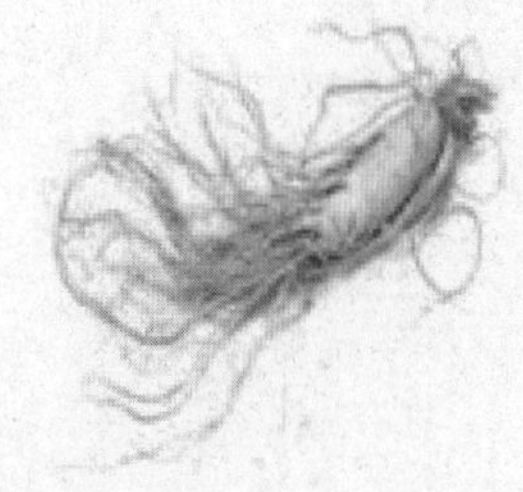

人参：人参皂苷促进内源性胰岛素分泌作用

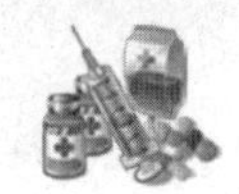

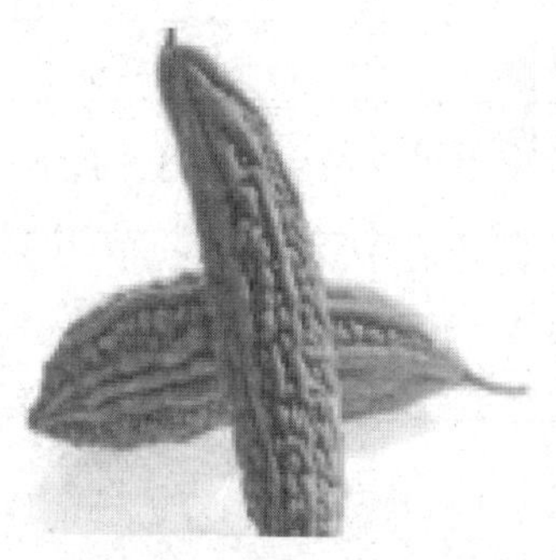

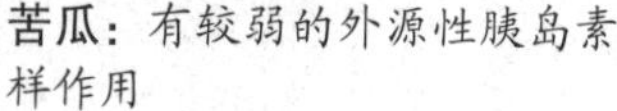

苦瓜：有较弱的外源性胰岛素样作用

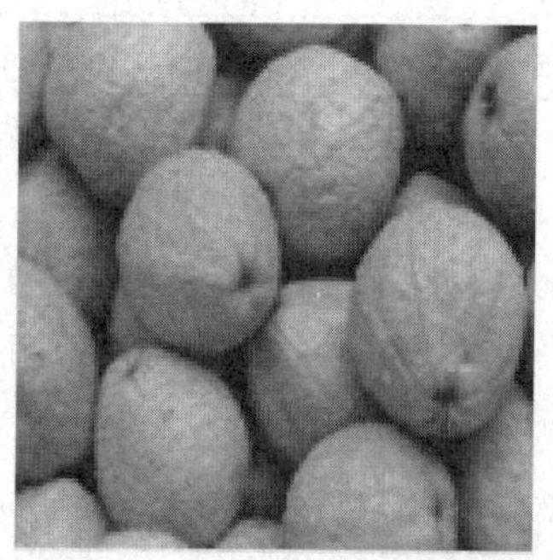

番石榴：提高外周组织对葡萄糖的利用

单药有降糖作用的还有葛根、枸杞子、山萸肉、茯苓、玉竹、桑叶、桑白皮、桑葚、菟丝子、玄参、丹参、知母、仙鹤草、地骨皮、花粉、肉桂等。

② 复方降糖方剂

八仙长寿汤——生地、山药、山萸肉、茯苓、泽泻、丹皮、麦冬、五味子。

滋肾蓉精丸——首乌、黄精、金樱子、五味子、肉苁蓉、淮山、佛手、山核、赤芍。

加味桃核承气汤——北茂、桃仁、桂枝、大黄、玄明粉、麦冬、甘草、生地。

（2）中国 2 型糖尿病防治指南（2017 年版）

糖尿病分期	适用人群	用药
糖尿病前期	气阴两虚的患者	生活方式加天芪降糖胶囊
2 型糖尿病	单独应用二甲双胍疗效不佳气阴两虚的患者	津力达颗粒
	早中期肠道湿热的患者	葛根芩连汤
	早中期肝胃郁热的患者	大柴胡汤

糖尿病分期	适用人群	用药
并发症	非增殖性视网膜病变气滞血瘀的患者	复方丹参滴丸
	单纯型视网膜病变气阴亏虚、肝肾不足、目络瘀滞的患者	芪明颗粒

中药降糖的几个误区

（1）误区一：中医中药根治糖尿病

无论是西医还是中医，目前都没有根治糖尿病的方法。客观地说，中药在糖尿病慢性并发症的防治方面有一定的作用，但就降糖而言，中药效果远不及西药。对于广告、媒体中宣称的中药能根治糖尿病，切勿轻信。

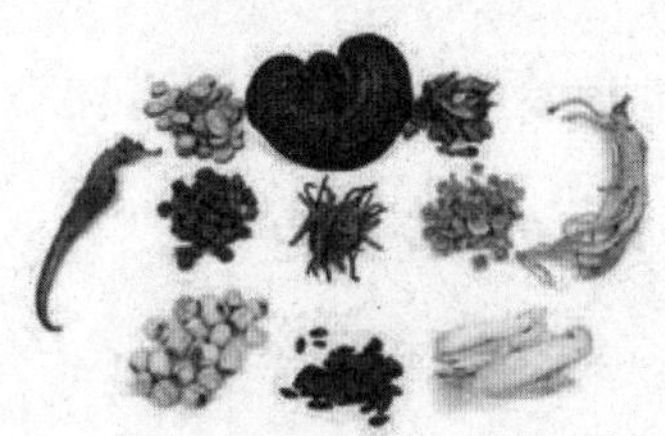

（2）误区二：中药没有副作用

随着人们对各种药物、生物制剂副作用的深入认识，越来越多的人选择中医药，加之很多医药产品的宣传，将中药的副作用几乎忽略，给人一种“中药是纯天然的，中药是无害”的认识。

现有数据显示，20% 以上药物性肝损由中药引起：何首乌、黄药子、霍公藤、川楝子、柴胡等都有明确的毒理研究证明它们有肝损害，也有临床病例报道。

治疗银屑病的克银丸，消银片，消银 1 号汤剂都有可能引起肝损害。治疗白癜风的白癜风胶囊，白蚀丸，白复康冲剂也有肝脏损害的危险。

具有肾毒性的中药主要有：马兜铃科：广（汉）防己、关木通；

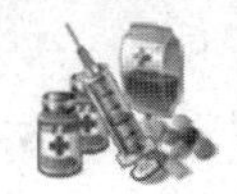

汞类：朱砂（主要含硫化汞）和砷类：砒霜（主要含三氧化二砷）等。

（3）误区三：保健品可代替降糖药

目前市场上降糖类保健品琳琅满目，如降糖茶、消渴降糖胶囊、苦瓜素胶囊、蜂胶片、向天果等，导致不少糖友有了“喝喝茶就能降血糖，我干吗还吃降糖药”的错误观点，他们觉得喝茶既能避免因长期用药造成的肝肾损伤，又能保持血糖平稳，“两全其美”。

事实上，选择吃保健品的糖友是被眼前的效果所迷惑，用了之后确实也管用，所以就开始长期持续服用，在心理上认为，我吃的不是药所以没有药物的副作用。然而并非如此，目前任何一种能够短时间内迅速降糖的保健品都添加了的降糖西药成分。而且所掺的西药大多是价格便宜、降糖效果明显，但容易导致低血糖等不良反应的药物。如果糖友在病情不明的情况下长期服用这些保健品，势必会有更严重的副作用，导致血糖忽高忽低，或者持续偏高，引发各种糖尿病的并发症。到最后会得不偿失，后悔莫及，希望广大的患者朋友引起重视。

如何知道中成药、保健品中是否含有降糖西药?

如果服用保健品后出现了低血糖反应，如心慌、出汗头晕、饥饿、注意力不集中等，则基本可以断定其中含有西药降糖药。

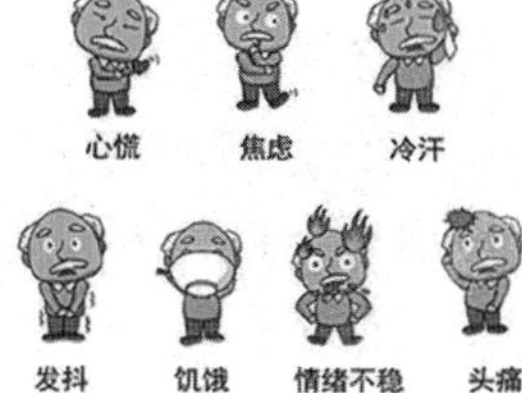

正确对待中药降糖

（1）部分中药确实具有改善糖尿病并发症的作用

（2）到正规医院，由中医医生指导降糖中药的选择及用法用量，定期复查

（3）是药三分毒，不能盲目长期大量服用中药降糖药物

4. 哪些因素会影响降糖药物的治疗效果？

现在市面上的降糖药物种类繁多，如何用好这些“武器”，使他们发挥最大的降糖效果呢？有下面几点需要注意：

首先，降糖药物并不等于“尚方宝剑”，要发挥好它的作用，必须结合饮食控制，运动锻炼，戒烟等生活方式的改善，否则就等于浪费。

其次，每种药物使用的时候都有很多的注意事项，这些注意事项是我们万万不能忽视的，否则不仅会影响降糖效果，甚至会产生毒副作用。下面我们列举一下常用降糖药物的使用注意事项。

（1）二甲双胍

① 二甲双胍通过肝脏代谢，通过肾脏排泄，但本身无肝肾毒性。

② 二甲双胍的主要不良反应是胃肠道反应，多出现在治疗的早期（绝大多数发生于前 10 周）。随着治疗时间的延长，患者可逐渐耐受或症状消失。小剂量开始，逐渐加量，适时调整剂量，服用缓释制剂，分次随餐服用，可减少胃肠道反应。

③ 定期监测肾功能，尤其是老年患者；通过估算肾小球滤过率 (eGFR) 水平调整用药：eGFR ≥ 60 ml ／ (min^{-1}•1.73 m^{2}) 可安全使用；eGFR 45~60 ml ／ (min^{-1}•1.73 m^{2}) 谨慎使用；eGFR ≤ 45 ml ／ (min^{-1}·1.73 m^{2}) 停用。

④ 有肝脏疾病，血清转氨酶超过 3 倍正常上限时应避免使用。

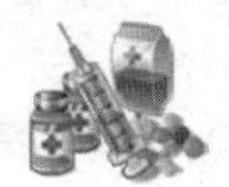

⑤ 肾功能正常的患者，造影前不必停用二甲双胍，但使用造影剂后应在医生的指导下停用 48~72 小时，复查肾功能正常后可继续用药；肾功能异常的患者，使用对比剂及全身麻醉术前 48 小时应暂时停用，之后还需停药 48~72 小时，复查肾功能正常后可继续用药。

⑥ 发热、昏迷、感染等应激状态下暂停使用；

⑦ 在掌握好禁忌证的前提下，长期应用不增加乳酸酸中毒风险。

⑧ 定期进行血液学检查，防止维生素 B_{12} 缺乏。

（2）α 糖苷酶抑制剂（阿卡波糖，伏格列波糖，米格列醇）

① 必须与第一口饭嚼服，不可吞服，有导致排气增多的不良反应，商务人士慎用。

② 个别病人，尤其是在使用大剂量时会发生无症状的肝酶升高。因此，应考虑在用药的头 6~12 个月检测肝酶的变化。但停药后肝酶值会恢复正常。

③ 有明显消化和吸收障碍的慢性胃肠功能紊乱患者禁用，患有由于肠胀气而可能恶化的疾患（如 Roemheld 综合征、严重的疝、肠梗阻和肠溃疡）的病人禁用。

④ 服用阿卡波糖片治疗期间，由于结肠内碳水化合物酵解增加，蔗糖或含有蔗糖的食物常会引起腹部不适，甚至导致腹泻。

⑤ 阿卡波糖可使蔗糖分解为果糖和葡萄糖的速度更加缓慢，因此如果发生急性的低血糖，不宜使用蔗糖，平时烧菜使用的白糖，红糖都属于蔗糖。而应该使用葡萄糖纠正低血糖反应。

⑥ 严重肾功能损害的患者禁用。

（3）磺脲类促泌剂（格列齐特，格列喹酮，格列美脲，格列吡嗪等）

主要的不良反应是低血糖，下面这些情况会容易导致低血糖的发生：

① 营养不良，不按时进餐，忘记进餐，禁食或改变食物；

② 运动后服药或者服药后立即运动。

③ 合并肝肾功能不全，甲状腺功能减低，垂体和肾上腺功能不全等疾病。

④ 喝酒或使用酒精性饮料，尤其在不进餐的情况下，会引起低血糖，需要驾车的患者要特别注意。

（4）瑞格奈类（瑞格列奈，米格列奈）

① 服药后 15 分钟内一定要进食。

② 如果合并用药后仍发生持续高血糖，则不能再用口服降糖药控制血糖，而需改用胰岛素治疗。

（5）噻唑烷二酮类（吡格列酮，罗格列酮）

① 用药前需要检查肝功能，用药后需要定期复查。

② 女性患者如不注意避孕，则有妊娠的可能。

③ 长期使用，有发生水肿，贫血，骨折的风险。

④ 不推荐心衰的患者使用。

（6）DPP-4 抑制剂（西格列汀，沙格列汀）

① 肾功能不全的患者需要减少剂量。

② 可能发生超敏反应。

（7）GLP-1 抑制剂和类似物（艾塞那肽，利拉鲁肽）

① 确认本品笔芯中的药液是澄明、无色且无颗粒物。如果不是，则不得使用。

② 每次使用前请检查注射笔上的标签，确认其为自己所用的 5 μg 或 10 μg 注射笔。

③ 在正常使用过程中，注射笔芯顶部的外侧可能会出现一些白色的颗粒。可以用酒精纱布或酒精棉签擦去。

④ 每次注射都应使用新针头。每次注射完成后均应移除针头以

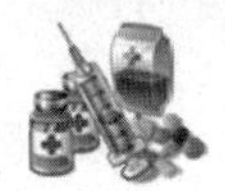

防艾塞那肽注射液泄漏，也可防止产生气泡、减少针头堵塞而将感染的风险减到最低。

⑤ 注射后会导致食欲不振，可能会出现胃肠道的不良反应包括恶心、呕吐和腹泻。

⑥ 一旦出现持续、剧烈的腹痛，请立刻停用，至医院就诊。

（8）SGLT-2 抑制剂（达格列净）

① 用药时监测血压，尤其是正在使用利尿剂、肾功能不全的患者，防止发生低血压。

② 使用期间监测肾功能，eGFR<60ml/min/1.73m^2 的患者不推荐使用。

③ 有活动性膀胱癌患者禁用，有膀胱癌既往病史者慎用。

④ 可能发生女性生殖器感染，泌尿道感染的药物不良反应，酮症酸中毒罕见。

⑤ 会导致 LDL-C（低密度脂蛋白）升高，开始治疗后需要监测，必要时进行调脂治疗。

再次，我们要注意药物与药物之间，药物与食物之间的相互作用。否则会产生“事倍功半”的效果，也就是明明按照剂量吃了那么多的药，怎么看不到效果呢?

下面我们来了解降糖药与其他药物之间有哪些药物相互作用。因为涉及较多的药物，并不需要完全了解这些相互作用，但是，**在就诊时请告知医生你正在服用的药物品种**。

（1）二甲双胍

① 经肾小管排泌的阳离子药物（例如地高辛、吗啡、普鲁卡因胺、奎尼丁、奎宁、雷尼替丁、氨苯喋啶、甲氧苄氨嘧啶和万古霉素）理论上可能与二甲双胍竞争肾小管转运系统，发生相互作用，因此建议密切监测、调整本品或相互作用药物的剂量。

② 如同时服用某些可引起血糖升高的药物，如噻嗪类利尿剂（呋塞米，氢氯噻嗪）、糖皮质激素（强的松，甲强龙，尤金）、酚噻嗪、甲状腺制剂（左甲状腺素钠片）、雌激素、口服避孕药、苯妥英、烟碱酸、拟交感神经药、钙离子通道阻滞剂（氨氯地平，硝苯地平）和异烟肼等时要密切监测血糖，而在这些药物停用后，要密切注意低血糖的发生。

③ 二甲双胍有增加华法林的抗凝血功能的倾向。需要定期监测INR以调整剂量。

（2）阿卡波糖

① 本身不会引起低血糖。如果与磺酰脲类药物、二甲双胍或胰岛素一起使用时，可能会出现低血糖，故需减少磺酰脲类药物、二甲双胍或胰岛素的剂量。

② 个别情况下，阿卡波糖可影响地高辛的生物利用度，因此需调整地高辛的剂量。

③ 服用期间，避免同时服用考来酰胺、肠道吸附剂（蒙脱石散等）和消化酶类制剂，以免影响本品的疗效。

（3）磺脲类促泌剂（格列齐特，格列喹酮，格列美脲，格列吡嗪）

① 以下药品可能会增加低血糖的危险：

禁止联合应用：

咪康唑（全身途径，口服凝胶）：增加降糖作用并可能会出现低血糖症状，甚至昏迷。

不推荐联合应用：

保泰松（全身途径）：增加磺脲类药物的降糖效应（取代它们与血浆蛋白的结合，或减少它们的排出）。

在与非甾体消炎药一同使用时，有必要在非甾体消炎药治疗期间和治疗后调整药物剂量。例如：阿司匹林、对乙酰氨基酚、吲哚美辛、萘普生、双氯芬酸、布洛芬、塞来昔布等。

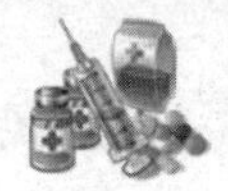

酒精：增加低血糖反应（通过抑制代偿性反应），同时具有低血糖昏迷发作的潜在的危险。避免与酒精或含有酒精的药物同服。

联合应用需谨慎：

降血糖效应可能增强，低血糖可能发生在与以下药物合用时的一些情况下：其他降血糖药物（胰岛素，阿卡波糖，双胍类），非选择性 β－受体阻滞剂（普萘洛尔、拉贝洛尔），氟康唑，血管紧张素转换酶抑制剂（卡托普利，依那普利），H2－受体拮抗剂（西咪替丁，雷尼替丁），抗抑郁药，磺胺类（柳氮磺吡啶肠溶片，复方新诺明等），非甾体抗炎药（吲哚美辛，对乙酰氨基酚，布洛芬，双氯芬酸钠，塞来昔布等）。

② 以下药品可能引起血糖水平提高

建议不要联合应用：

达那唑：致糖尿病效应。如果无法避免使用该种药物，自我监测血糖非常重要！在使用和停止达那唑治疗时需要调整糖尿病治疗药物剂量。

联合应用需谨慎：

氯丙嗪（抗精神病药）：使用大剂量氯丙嗪治疗（每日氯丙嗪剂量 > 100mg) 会增加血糖水平（降低胰岛素的释放）。在使用抗精神病药治疗时和停药后需要调整糖尿病治疗药物剂量。

糖皮质激素（全身途径和局部途径：关节内部、皮肤和直肠制剂）和替可克肽（促皮质类激素）：使血糖水平升高（由肾上腺皮质激素引起的对碳水化合物耐受性降低）。

自我监测血糖非常重要！在使用肾上腺皮质激素治疗时和停药后需要调整糖尿病治疗药物剂量！

利托君，舒喘宁（沙丁胺醇）由于 β_2 激动剂作用，会提高血糖水平，需要加强监测血糖，必要时改用胰岛素。

③ 合并用药应考虑的其他问题

抗凝剂（华法林）一般应用中，磺脲类可能导致潜在的抗凝性。可能必须考虑调整抗凝剂的剂量。

（4）格列美脲

如果格列美脲片和其他某些药物同时服用，可能会增强或者减弱格列美脲的降糖作用。因此，应在医生知情或者指导下服用其他药物。

格列美脲由细胞色素 P450(CYP2C9) 代谢。已知其代谢受同时使用的 CYP2C9 激动剂（卡马西平、巴比妥、乙醇、利福平）或抑制剂（氟康唑、胺碘酮、西咪替丁、氟伐他汀、异烟肼等）影响。体内药物间相互作用的研究结果显示，同时使用氟康唑（最强的 CYP2C9 抑制剂之一），可使格列美脲的生物利用度增加约 2 倍。

根据使用格列美脲片和其他磺脲类药物的经验，需注意下列药物间相互作用：

① 与以下药品合用可能会增加低血糖的危险：

保泰松、阿扎丙宗、羟布宗、胰岛素和口服降糖药物、二甲双胍、水杨酸、对氨基水杨酸、类固醇及雄性激素、氯霉素、香豆素抗凝剂、芬氟拉明、氯贝丁酯、ACE 抑制剂、氟西汀、别嘌呤醇、抗交感神经药、环磷酰胺，异环磷酰胺、磺吡酮、长效磺胺类、四环素族、单胺氧化酶抑制剂、喹诺酮类抗生素、丙磺舒、咪康唑、己酮可可碱（胃肠外高剂量给药）、曲托喹啉、氟康唑。

② 与以下药品合用可能引起血糖水平提高：

雌激素和孕激素、噻嗪利尿药、促甲状腺激素、糖皮质激素、吩噻嗪及其衍生物、氯丙嗪、肾上腺素和其他拟交感神经药物、烟酸（高剂量）及其衍生物、轻泻药（长期使用时）、苯妥英、二氮嗪、高血糖素、巴比妥类、利福平、乙酰唑胺。

③ 与以下药品合用可能引起血糖水平提高或降低：

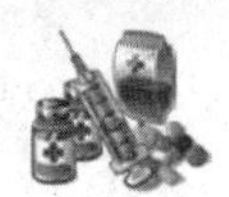

H2 受体拮抗剂（雷尼替丁）、β－阻滞剂（普萘洛尔，倍他乐克）、可乐定和利血平可能会增强或减弱降血糖效果。

在抗交感神经药物如 β－阻滞剂、可乐定、胍乙啶和利血平的作用下，低血糖的肾上腺素能反向调节征象可能会减弱甚至消失。

饮酒可能增强或者减弱格列美脲片的降血糖作用，但是不可预料。

格列美脲可能增强或减弱香豆素衍生物的作用。

（5）瑞格列奈

① 与以下药品联用可能会增加低血糖的危险：

吉非贝齐，克拉霉素，伊曲康唑，酮康唑，其他类型抗糖尿病药物，单胺氧化酶抑制剂 (MAOI)，非选择性 β－受体阻滞剂（普萘洛尔），血管紧张素转换酶 (ACEI) 抑制剂，非甾体抗炎药，水杨酸盐，奥曲肽，酒精以及促合成代谢的激素。可增强和 / 或延长瑞格列奈的降血糖作用。

酮康唑是一种 CYP3A4 强力竞争性的还原型抑制剂，其对瑞格列奈药代动力学的影响，已在健康人体内进行了详细的研究。服用瑞格列奈的同时服用酮康唑 200mg，可使瑞格列奈生物利用度增加 15%，最高血药浓度增加 16%。

② 与以下药品联用可能引起血糖水平提高：

在健康志愿者体内进行药物间相互作用的研究表明，利福平减少瑞格列奈 25% 生物利用度。口服避孕药，噻嗪类药物，皮质激素，达那唑，甲状腺激素和拟交感神经药可减弱瑞格列奈的降血糖作用。

③ β－受体阻滞剂可能会掩盖低血糖症状。尤其是非选择性的 β－受体阻滞剂（普萘洛尔、卡维地洛、拉贝洛尔）、选择性的 β－受体阻滞剂对糖代谢的影响或掩盖低血糖的危险低于非选择性 β－受体阻滞剂，如美托洛尔（倍他乐克）、比索洛尔（康忻、博苏）、阿替洛尔等。

（6）吡格列酮

与避孕药合用时，可能会使避孕作用消失。

（7）罗格列酮

在临床使用剂量下，罗格列酮主要通过 CYP2C8 代谢，极少部分经 CYP2C9 代谢。本品与 CYP2C8 抑制剂（如吉非贝齐）联合用药，可能升高罗格列酮血浆浓度。所以当本品与 CYP2C8 抑制剂联合应用时，由于可能增加与剂量相关的不良反应的风险，需要减低本品的应用剂量。

（8）艾塞那肽

本品延缓胃排空作用可减少口服药物的吸收程度和速度。对正在口服需快速通过胃肠道吸收药物的患者，使用本品时应该谨慎。对疗效依赖于阈浓度的口服药物，如抗生素，建议患者在注射本品前至少 1 小时服用这些药物。如果这些药物需要与食物同服，建议在本品注射的间隔与膳食或点心同时服用。

总体来说，除二甲双胍及 α 糖苷酶抑制剂，所有的口服降糖药不得用于 1 型糖尿病患者，糖尿病酮症酸中毒期间，也不应使用任何口服降糖药。药物的剂量也不是一成不变，需要根据血糖监测的结果来调整，定期门诊复查是必要的。

（二）胰岛素

1. 你对“胰岛素”存在这些误解吗？

很多病人谈“胰岛素”色变，其实是大可不必的。胰岛素作为二十世纪最伟大的医学发明挽救了无数人的生命，具有划时代的意义。我们要给大家澄清几点误区。

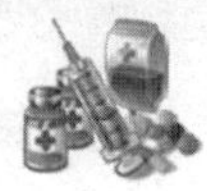

（1）“胰岛素会上瘾，打了就会一辈子要打”

首先，胰岛素没有任何成瘾性，是人体内本来就有的一种激素。也是唯一降低血糖的激素，同时具有促进糖原、脂肪、蛋白质合成的作用。糖尿病患者由于体内缺乏胰岛素，或者胰岛素不能很好地发挥作用而需要补充外源性的胰岛素。

是否需要终生使用胰岛素取决于胰岛功能，1 型糖尿病由于丧失了全部的胰岛功能，需要终生使用胰岛素维持。2 型糖尿病初期可以使用胰岛素暂时缓解高糖毒性，胰岛功能恢复后可以停用改用口服药。随着疾病的进展，后期由于胰岛功能的衰竭，也可能需要长期使用胰岛素控制血糖。

（2）“胰岛素没有毒副作用，是最好的降糖药”

胰岛素相对口服降糖药而言，对肝肾功能的依赖较小，对于肝肾功能不全的患者是首选药物。但是，与口服药相比，胰岛素治疗涉及更多环节，如注射装置、注射技术、血糖自我监测、根据血糖监测结果所采取的行动等。与口服药治疗相比，胰岛素治疗需要医务人员与患者之间更多的合作，并且需要患者掌握更多的自我管理技能。因此，如果不是必须要采用胰岛素治疗，不推荐首选胰岛素治疗。

（3）“打了胰岛素，东西随便吃”

有的患者认为反正有胰岛素控制血糖，就可以不控制饮食，不积极运动，这个想法绝对是错误的。糖尿病治疗的第一步永远是生活方式的改善，如果想着用药物来抵消饮食过多而带来的血糖升高，是本末倒置的做法，这样会使得胰岛素的用量越来越大，但是体重却越来越高，长期来看，血糖也不会得到良好的控制。

2. 2 型糖尿病患者何时需要使用胰岛素？

我们知道 1 型糖尿病患者在发病时就需要胰岛素治疗，且需终身胰岛素替代治疗。那么 2 型糖尿病需要在什么时候使用胰岛素较好呢？

（1）新发病 2 型糖尿病患者如有明显的高血糖症状、发生酮症或酮症酸中毒，可首选胰岛素治疗。待血糖得到良好控制和症状得到显著缓解后再根据病情确定后续的治疗方案。

（2）新诊断糖尿病患者与 1 型糖尿病鉴别困难时，可首选胰岛素治疗。待血糖得到良好控制、症状得到显著缓解、确定分型后再根据分型和具体病情制订后续的治疗方案。

（3）2 型糖尿病患者入院时检测发现血糖很高，空腹血糖（FPG）>11.1mmol/L 或者糖化血红蛋白（HbA1C）≥ 9.0% 时，需要进行 2 周到 3 个月的胰岛素强化治疗。

（4）2 型糖尿病患者在生活方式和口服降糖药联合治疗的基础上，若血糖仍未达到控制目标，即可开始口服降糖药和胰岛素的联合治疗。一般，经过较大剂量多种口服药物联合治疗后仍 HbA1c > 7.0% 时，即可考虑启动胰岛素治疗。

（5）在糖尿病病程中（包括新诊断的 2 型糖尿病）出现无明显诱因的体重显著下降时，应尽早使用胰岛素治疗。

3. 不同的胰岛素应该怎样正确使用？

根据来源和化学结构的不同，胰岛素可分为动物胰岛素、人胰岛素和胰岛素类似物三大类。

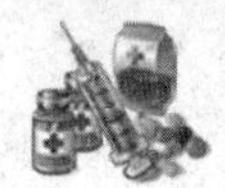

三类胰岛素

动物胰岛素	人胰岛素	人胰岛素类似物
中性胰岛素	诺和灵 R，诺和灵 N	诺和锐，优泌乐
胰岛素注射液	诺和灵 30R，50R	诺和锐 30，优泌乐 50
	优泌林，优泌林—中效	来得时，长秀霖，诺和平
	优泌林 70/30	
	甘舒霖 R，甘舒霖 N	
	甘舒霖 30R，50R	

根据作用特点的差异，胰岛素又可分为超短效胰岛素类似物、常规（短效）胰岛素、中效胰岛素、长效胰岛素（包括长效胰岛素类似物）和预混胰岛素（包括预混胰岛素类似物）。胰岛素类似物与人胰岛素相比控制血糖的能力相似，但在模拟生理性胰岛素分泌和减少低血糖发生风险方面胰岛素类似物优于人胰岛素，而且使用更加便利，一般皮下注射后可以立即用餐，必要时也可以在餐后立即给药，不需要等待 30 分钟，防止出现低血糖。

常见胰岛素制剂分类及用法

剂型	商品名	化学名	是否摇匀	指导注射时间
超短效	速秀霖	赖脯胰岛素注射液	×	餐前 15 分钟内
	诺和锐	门冬胰岛素注射液	×	餐前 5 分钟内
	优泌乐	重组赖脯胰岛素注射液	×	餐前 15 分钟内
短效	诺和灵 R	生物合成人胰岛素注射液	×	餐前 20~30 分钟
	优泌林 R	重组人胰岛素注射液	×	餐前 20~30 分钟
	甘舒霖 R	重组人胰岛素注射液	×	餐前 20~30 分钟
	重和林 R	重组人胰岛素注射液	×	餐前 20~30 分钟

剂型	商品名	化学名	是否摇匀	指导注射时间
中效	诺和灵 N	精蛋白生物合成人胰岛素注射液	√	睡前注射
	优泌林 N	精蛋白生物合成人胰岛素注射液	√	睡前注射
	甘舒霖 N	低精蛋白重组人胰岛素注射液	√	睡前注射
	重和林 N	精蛋白重组人胰岛素注射液	√	睡前注射
长效	来得时	甘精胰岛素注射液	×	每日固定时间注射，与进食无关
	长秀霖	重组甘精胰岛素注射液	×	
	诺和平	地特胰岛素注射液	×	
预混	诺和灵 30R	精蛋白生物合成人胰岛素注射液（预混 30R）	√	餐前 20~30 分钟
	诺和灵 50R	精蛋白生物合成人胰岛素注射液（预混 50R）	√	餐前 20~30 分钟
	优泌林 70/30	精蛋白锌重组人胰岛素混合注射液	√	餐前 20~30 分钟
	甘舒霖 30R	30/70 混合重组人胰岛素注射液	√	餐前 20~30 分钟
	重和林 M30	精蛋白重组人胰岛素注射液（预混 30/70）	√	餐前 20~30 分钟
	诺和锐 30	门冬胰岛素 30 注射液	√	餐前 5 分钟内
	优泌乐 25	精蛋白锌重组赖脯胰岛素混合注射液（25R）	√	餐前 15 分钟内
	优泌乐 50	精蛋白锌重组赖脯胰岛素混合注射液（50R）	√	餐前 15 分钟内

4. 使用胰岛素的注意事项

胰岛素作为控制血糖最有效的一种治疗手段，患者可根据个人需要和经济状况选择胰岛素注射装置，包括胰岛素注射笔（胰岛素

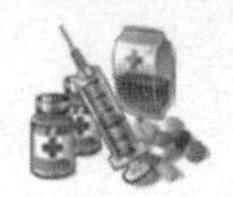

笔芯或特充装置）、胰岛素注射器或胰岛素泵。胰岛素注射器由于使用不方便，剂量不准确，已经逐渐被淘汰；胰岛素泵由于价格较贵，需要长期佩戴，中国仅有少数1型糖尿病患者使用，对于大多数糖尿病患者来说，目前胰岛素注射笔是使用最为广泛的。

胰岛素注射装置的合理选择和正确的胰岛素注射技术是保证胰岛素治疗效果的重要环节。接受胰岛素治疗的患者应接受与胰岛素注射相关的教育以掌握正确的胰岛素注射技术。

每一个接受胰岛素治疗的患者都应该了解胰岛素的治疗方案、注射装置的选择及管理、注射部位的选择、护理及自我检查、正确的注射技术（包括注射部位的轮换、注射角度及捏皮的合理运用）、注射相关并发症及其预防、选择长度合适的针头、针头使用后的安全处置。

在使用胰岛素的过程中最为关键的是预防低血糖的发生。低血糖可导致不适甚至生命危险，也是血糖达标的主要障碍，应该引起特别注意。（见第5章，低血糖的判断与处理）如果发生低血糖，排除其他因素后，一般需要根据血糖监测值来减量。

5. 胰岛素笔，你会正确使用吗？

（1）注射前的准备

① 胰岛素有的在餐前5分钟注射，有的在餐前30分钟时注射。有一些是在睡前注射。要向药师或护士询问注射胰岛素的有关细节，因为它根据胰岛素的种类的不同而有所变动。

② 在注射前应将手洗净。然后准备好所有注射用品，包括胰岛素笔、笔芯、针头、酒精棉，安装好针头，调节刻度至所需剂量。如是预混胰岛素，注射前将笔芯上下颠倒摇匀10次，直到笔芯内呈均匀混悬液后，马上注射。但不要剧烈振摇笔芯，否则产生的泡

沫将影响剂量的准备测量。

（2）注射部位的选择

① 左右对称的部位交替注射。

② 同一部位内注射区要有规律。

③ 相对时间内注射部位相对固定。

④ 两次注射间距大于 2cm。

⑤ 吃饭时间提前，选腹部注射；推迟，选臀部。

⑥ 腹部在脐周 5cm 以外范围注射。

⑦ 避开瘢痕、硬结。

⑧ 短效胰岛素或预混胰岛素最适合注射腹部，中长效胰岛素最适合注射臀部或大腿。

⑨ 运动前不要将胰岛素注射在上臂和大腿。

短效胰岛素或预混胰岛素最适合注射腹部，中长效胰岛素最适合注射大腿或臀部，甘精胰岛素（来得时）在不同部位注射吸收时间和作用时间都是类似的。

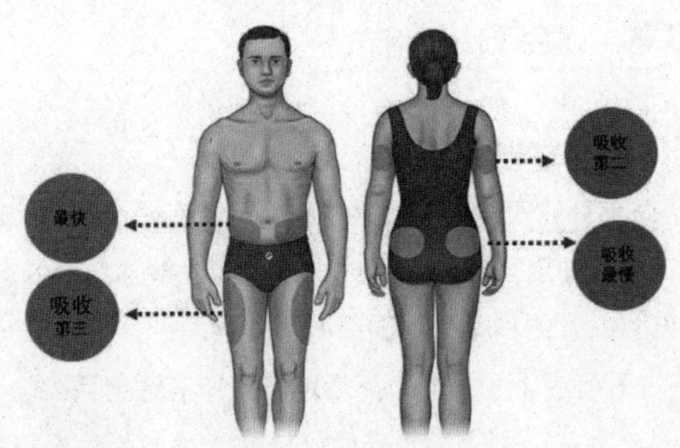

（3）注射部位的轮换

一种已经证实有效的注射部位轮换方案：将注射部位分为四个

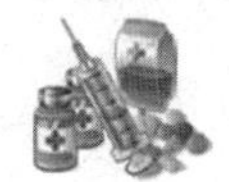

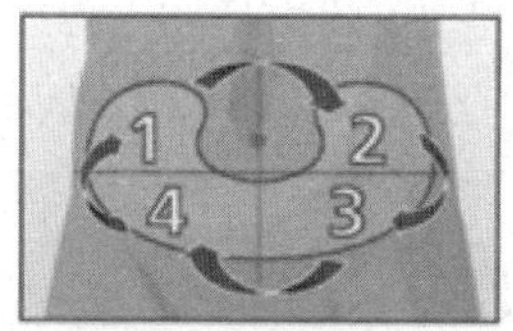

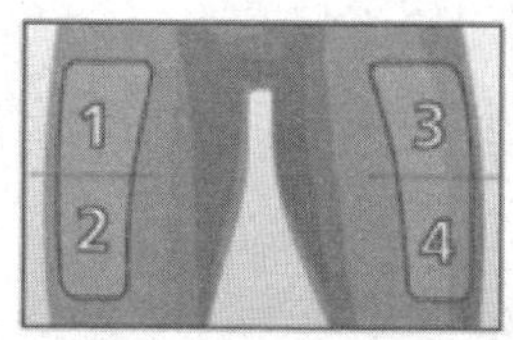

等分区域（大腿或臀部可等分为两个等分区域），每周使用一个等分区域

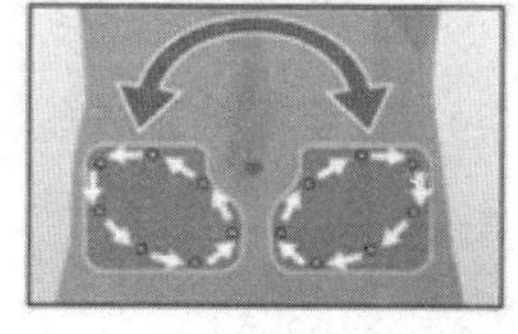

并始终按顺时针方向进行轮换。在任何一个等分区域内注射时，每次的注射点都应间隔至少 1cm，以避免重复的组织损伤。

（4）注射技术

① 安装新的针头

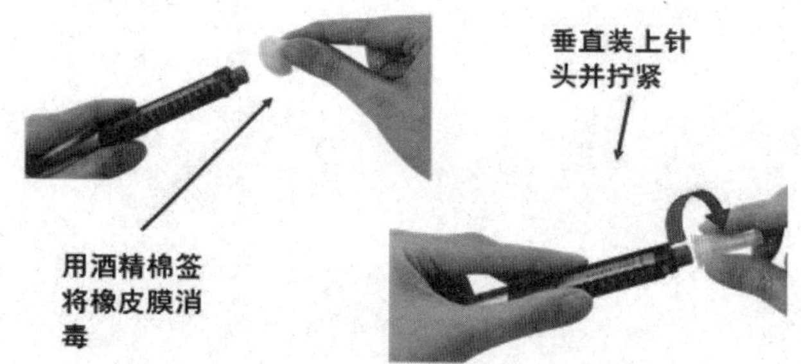

② 注射前的排气

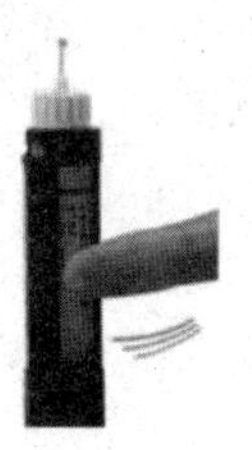

→确定剂量选择环设在零的位置
→旋转剂量选择环，调拨 2 个单位
→将安装好针的笔直立竖起，用手指轻轻弹笔芯架数次
→推下注射推键，有一滴胰岛素出现在针头尖
→如果没有出现上述情况，重复这一程序直到一滴胰岛素出现为止

③ 选择合适的注射部位

④ 局部皮肤的消毒

对局部皮肤应用酒精进行消毒，注意不能用含碘的消毒剂，因为胰岛素中的氨基酸遇到碘后，会发生变性，从而影响胰岛素的剂量和效果。

⑤ 正确注射到皮下

注射时要捏起局部皮肤，垂直或者是倾斜 45 度进针。一般现在常用的都是 5mm 针头，不需捏起皮肤注射，可以直接垂直进针。

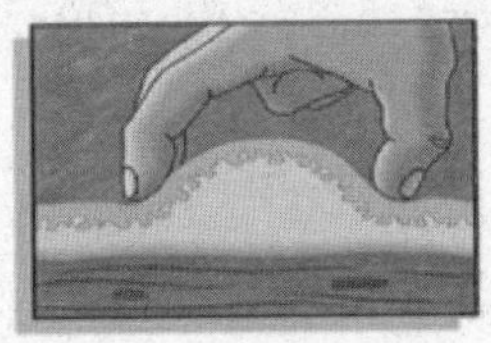

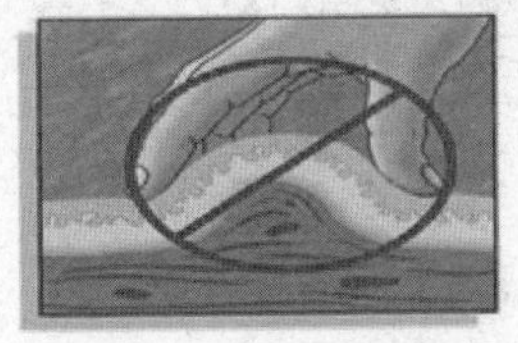

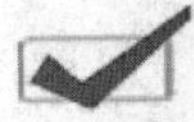

正确捏起皮肤的方法：
用拇指和食指捏起皮肤

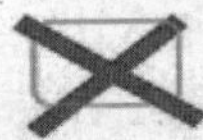

不正确捏起皮肤的方法：
用多个手指捏起皮肤可能
会捏起肌肉层

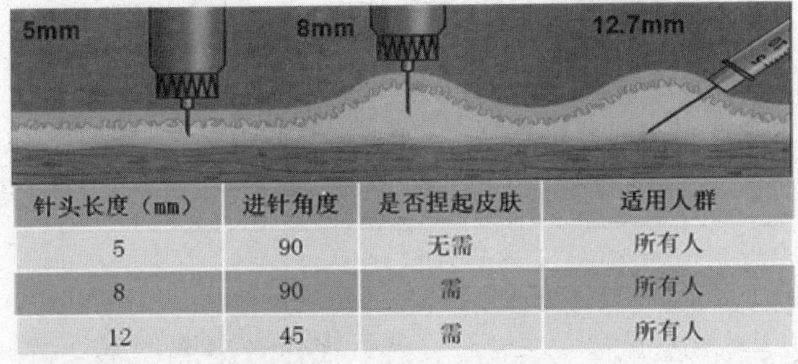

针头长度（mm）	进针角度	是否捏起皮肤	适用人群
5	90	无需	所有人
8	90	需	所有人
12	45	需	所有人

⑥ 完全按下注射推键

注射后，针头应留在皮下十秒钟以上，继续按住推键，直至针头完全拔出才松开，这样可以确保正确的剂量注入，并且阻止身体内的血液或其他液体流入针头或胰岛素笔芯内。

⑦ 注射完毕后

拔出针头后，松开捏皮肤的手，用棉球轻压局部，注意不要按摩、不要揉注射部位。

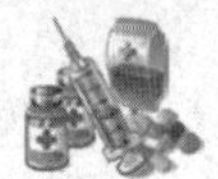

（5）胰岛素的保存

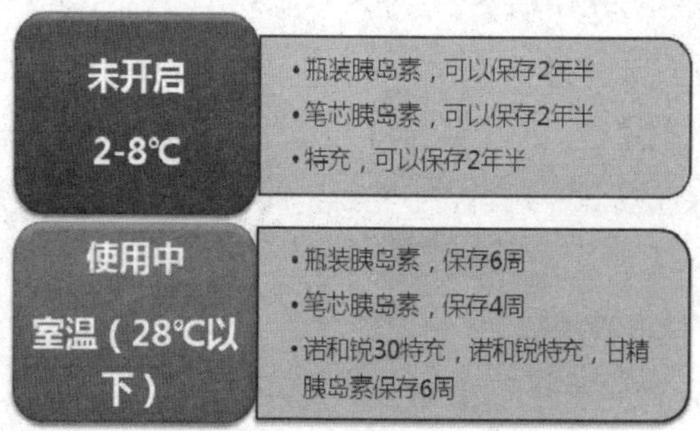

（6）胰岛素的携带

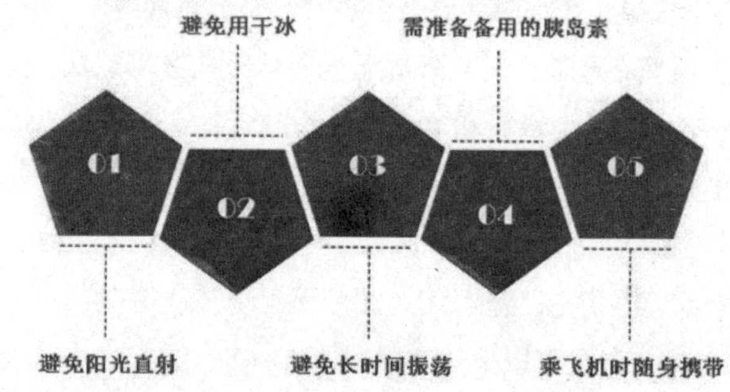

尤其注意胰岛素不能被托运，因为托运行李仓的温度很低，也许会造成胰岛素的变性、失效！

（7）其他注意事项

如何避免回血

① 发生回血主要与注射方法不当有关。由于笔芯上的橡皮活塞具有一定的弹性，所以胰岛素注射完毕后，应使针头在皮下多停留一段时间（至少 10 秒），并在拔出针头之前一直紧按注射推键，就可有效避免回血发生。

② 一旦发现胰岛素笔芯回血应立即停止使用，更换新笔芯。

如何避免注射后滴药

① 注射前充分排气。

② 注射剂量过大时（40 个单位以上）要把剂量分成两次注射。

③ 确保胰岛素注射到皮下组织，而不是在真皮层。

④ 在针头进入皮下组织后，按压注射推键前应松开皮褶，注射要缓慢，以使皮褶能够完全松开。

（8）注射完毕后是否需要取下针头?

每次注射完毕后必须取下针头，否则可能严重影响治疗效果：

① 针头留在笔芯上，空气可能通过针头进入笔芯，从而使胰岛素暴露在空气中，增加胰岛素被微生物污染的可能性。

② 针头留在笔芯上，在外界温度变化时药液可能从针尖溢出，导致机械装置中的活塞杆和笔芯上的橡胶活塞之间出现空隙。同时空气也可能进入到笔芯中，使得笔芯中产生过多的气泡，影响下一次注射的准确性。

③ 针头留在笔芯上还可因为漏液而出现药液堵塞针头。

（9）针头是否可以重复使用

① 针头最好是一次性使用，如果经济不允许，应根据自身情况决定，如果注射时感觉到比以前疼痛，就提示针头应该更换了。重复多次使用针头会导致：红肿、断针、感染、硬结。

（10）打针比以前疼是怎么回事

① 新笔芯开始使用前如果放在冰箱内，一定要提前半小时拿出来，避免造成注射时不舒服。

② 当注射时消毒药水过多、用酒精棉签擦拭针头（会去除针头的硅表层，硅能减轻注射时疼痛）、注射部位有硬结硬块，或未及时更换针头均可导致注射部位疼痛。所以，应在消毒水干后注射，

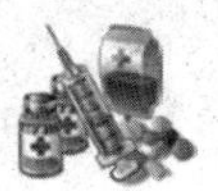

注射前避免用酒精棉擦拭针头且要经常更换注射部位，避开硬结。

（11）笔芯里出现气泡

① 胰岛素笔芯出现大量气泡或笔杆内出现大量药水，是由于针头及针杆未拧紧，气体倒流或安装笔芯不当，应及时查找原因，清洗笔杆内药物，排出气泡，必要时更换笔芯。

（12）胰岛素笔推不动

① 注射中胰岛素笔推不动或很难推动时，可能是针头被堵塞、笔芯破坏或裂纹、药物粘住推杆或推杆头部零件破损，药液用完均可导致，所以注射前一定先排气，检查笔芯及推杆零件缺损应及时更换新的胰岛素笔。如药液用完需更换新笔芯。

6. 使用胰岛素后血糖仍然不达标怎么办?

使用胰岛素后血糖仍然不达标，我们应确认以下几点：

（1）胰岛素笔的使用方法是否正确，是否正确打入预定的剂量?

（2）胰岛素是否保管不当，已失效?

（3）是否有手术，发热，感染，腹泻，睡眠不佳等应激状态发生?

（4）是否由于其他疾病，服用了可以升高血糖的药物?

（5）是否有食量增加和运动变少的情况发生?

如果以上情况均已排除，建议及时到门诊就诊，测空腹，餐后血糖，糖化血红蛋白值。跟医生详细说明最近的饮食，运动，用药及身体状况，在医生的指导下调整用药方案。

二、糖尿病并发症如何早发现早处理?

(一)酮症酸中毒的处理

酮症酸中毒(DKA)属于糖尿病的一种急性并发症，当糖尿病患者遭遇急性感染、胰岛素不适当减量或突然中断治疗、饮食不当、胃肠疾病、脑卒中、心肌梗死、创伤、手术、妊娠、分娩、精神刺激等诱因时，引发胰岛素不足、升糖激素不适当升高，进而导致体内糖、脂肪和蛋白代谢严重紊乱，大量脂肪酸在肝脏产生酮体，导致血清酮体积聚，超过机体的处理能力，引起高血糖、高血酮和代谢性酸中毒。这种急性并发症易发于1型糖尿病患者，但在2型糖尿病患者中也有可能发生。

1. 如何判断?

酮症酸中毒按严重程度可以分为轻度、中度和重度。主要症状体征表现如下：

(1)早期：常先有口渴、多尿、伴恶心、呕吐、厌食；呼吸深长，呼出的气体有烂苹果味(酮臭味)。

(2)后期：因严重失水，常伴中重度脱水，表现为口唇干裂、皮肤干燥、四肢厥冷，短期内体重下降，严重时血压下降。

(3)晚期：可有不同程度意识障碍、昏迷。

(4)少见症状：部分患者有腹痛的突出症状，全腹疼痛，无局限性压痛，容易被误诊为急腹症。

(5)感染：伴严重感染时可表现为感染性休克，如仅注意抢救感染性休克，而忽略糖尿病的诊断，缺乏胰岛素治疗，那么会进一步加速酸中毒的进程，会出现不同程度的意识障碍，使患者丧失抢救机会。

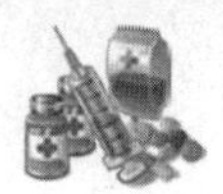

2. 如何处理?

（1）院前处置

① 停用所有口服降糖药;

② 大量饮水，以淡盐水（1000ml 水加 9g 食盐）最佳;

③ 皮下注射短效胰岛素，不要因为进食少而停止胰岛素皮下注射；如无把握，不可贸然给予胰岛素静脉注射。

④ 每两小时监测一次血糖和尿酮体;

⑤ 迅速去医院或与医生取得联系，到达医院后，将由医生指导进行进一步的治疗。

（2）院内处置

① 补液：必须快速补充足量液体，恢复有效循环血量。原则上先快后慢。治疗过程中必须严防血糖下降太快、太低，以免发生脑水肿。对老年患者及心、肾功能障碍者，补液不可太快，宜密切观察。

② 胰岛素：治疗酮症酸中毒的关键药物。目前认为小剂量胰岛素静脉连续滴注的治疗方法具有简便、安全、有效等特点，但必须视病情而定。

③ 补充钾及碱性药物：在开始胰岛素及补液治疗后，患者的尿量正常，血钾低于 5.2mmol/L 即可静脉补钾。治疗前已有低钾血症，需要补钾至 3.3mmol/L 以上时才可以胰岛素治疗。血 pH 在 6.9 以下时，应考虑适当补碱，直到上升至 7.0 以上。碱性药物以碳酸氢钠溶液为宜，补碱量不宜过多，速度不宜过快，不可将胰岛素置入碱性溶液内，以免药效被破坏。

④ 抗生素：感染常是本症的主要诱因，而酸中毒又常并发感染，即使找不到感染处，只要患者体温升高、白细胞增多，即应予以抗生素治疗。

⑤ 其他：对症处理及消除诱因，如休克、心力衰竭、心律失常、

脑水肿、肾衰竭等。

3. 药师建议

（1）注意饮食

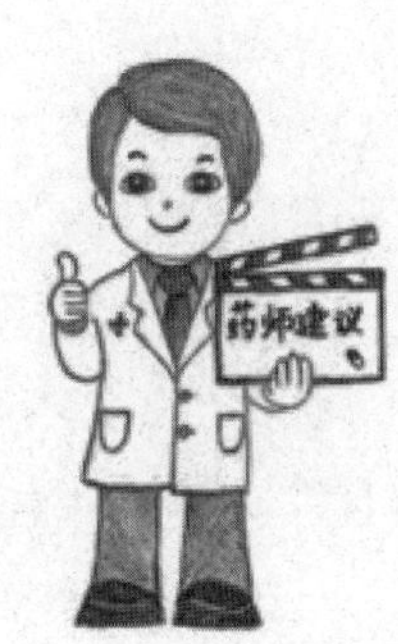

饮食调节对于糖尿病人尤为重要。工作繁忙，应酬多的糖尿病人饮食容易失衡，因此，糖尿病人必须解决好这个问题，尽量减少应酬性宴会。少量多餐，控制胆固醇、脂肪和糖分的摄取量，多吃清淡、高纤维食物。

（2）按时服药

降糖药一定要带在身边，并准时按量应用。对于应用胰岛素的病人，不能因其他疾病出现时随意减少或中止胰岛素的治疗，应尽快找医生处理，调整胰岛素用量。

（3）定期监测血糖

尤其在发生其他疾病（如急性心梗）或应激时应勤测血糖，倘若血糖 > 14 mmol/L，应加测尿酮体或血酮。最好能购置血糖仪，经常自测血糖可使降糖药应用得更准确、合理。

（4）注意休息

过度劳累或长期精神紧张，可引起血糖增高，因此，必须保障足够的睡眠，中午要有午休。

（5）防止脱水

糖尿病人不可缺水，尤其是天气炎热或活动出汗时，应多喝些白开水或淡盐水，以补充失去的水分。另外，应预防腹泻引起的脱水。

（6）预防感染

感染是酮症酸中毒的主要诱因，因此，平时要防止受凉感冒，注意饮食卫生。一旦患病（如发烧、感冒、腹泻等），要积极治疗。

（7）适当运动

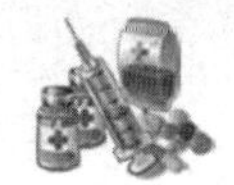

运动可增加机体对葡萄糖的利用，是治疗糖尿病的方法之一。糖尿病人再忙也要坚持每天锻炼 20 分钟，运动强度不宜过大，以散步、慢跑、打拳、羽毛球和乒乓球等项目为宜。

（二）高糖高渗性昏迷的处理

高糖高渗性昏迷是糖尿病的严重急性并发症之一，发生的概率比酮症酸中毒低，在老年的 2 型糖尿病人群中比较多见，表现为血糖升高、脱水、血浆的渗透压升高，常出现不同程度的昏迷。常见的诱发因素有：急性感染（如肺炎、胃肠炎和胰腺炎）、严重外伤、大手术、中暑、脑血管意外和心肌梗死等；水摄入不足或失水（如严重呕吐、腹泻、大面积烧伤等）；糖负荷（如摄取大量糖）；服用了有升糖作用的药物，如二氮嗪、利尿剂等；肾功能衰竭。有半数的病人在发病之前可能并没有糖尿病史，或者只有轻度症状。冬季尤其是春节前后发病率较高。

1. 如何判断?

起病缓慢，从开始发病到出现意识障碍一般为 1~2 周。与酮症酸中毒不同的是胃肠道的症状一般不明显，也没有深大呼吸。

（1）早期：糖尿病症状加重，出现烦渴、多饮、多尿、乏力、头晕、食欲不振，恶心、呕吐、腹痛等，反应迟钝，表情淡漠。有些老年人有动脉硬化，口渴中枢不敏感，口渴的反应不明显。

（2）后期：严重失水，表现为体重明显下降，皮肤、黏膜、唇舌干燥，眼球松软、凹陷，少尿等，多伴有血压的下降。

（3）加重：出现局限性或全身性的癫痫、产生幻觉、无法言语；脉搏细且快，四肢厥冷，少尿甚至无尿，发绀呈休克状态。与其他原因引起的休克不同的是患者不出冷汗，因为严重失水。

2. 如何处理?

（1）家庭急救：停用所有口服降糖药；纠正脱水，神志清楚者可尽量饮水，并记录饮水量、进食量、尿量、呕吐量等；神志不清的患者，应将头部偏向一侧，以免呕吐造成窒息；因家庭条件限制，如无把握，不可贸然给予胰岛素注射；尽快打 120 并送往急诊抢救。

（2）院内处理：治疗的原则与酮症酸中毒相同。

① 迅速大量补液，输注生理盐水

② 使用小剂量胰岛素静滴，防止血糖下降太快引起脑水肿，当病人能够糖尿病饮食的时候，胰岛素可以改成餐前皮下注射。

③ 参考尿量及时补钾，定期监测血钾，防止血钾过高。

④ 补碱维持酸碱平衡，常用碳酸氢钠注射液。

⑤ 对症处理，消除诱因和并发症，如抗感染治疗。

⑥ 伴急、慢性肾衰、糖尿病肾病的病人要配合透析治疗。

3. 药师建议

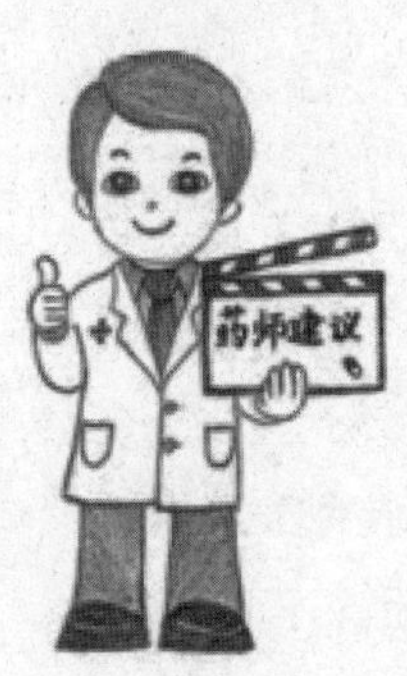

（1）加强糖尿病知识的教育和健康检查，早发现早治疗，50 岁以上的老年人应定期监测血糖。确诊有糖尿病的病人，应正规服药，控制饮食，加强运动，严格控制血糖水平。

（2）控制各种诱发因素，积极治疗各种感染，对血透、腹透、应用甘露醇脱水等治疗时，应注意是否有脱水现象，及时监测血糖、尿糖。

（3）使用这些药物时要格外注意，如呋塞米（速尿）、氢氯噻嗪（双克）、糖皮质激素（泼尼松，甲泼尼龙等）、普萘洛尔（心得安）等。糖尿病患者长期大量服用上述药物容易诱发高糖高渗性昏迷。

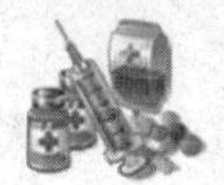

（三）糖尿病神经病变的治疗

糖尿病神经病变是糖尿病最常见的慢性并发症之一。糖尿病病程在 10 年以上，常有明显的临床糖尿病神经病变，其发生风险与糖尿病的病程、血糖控制不佳等相关。糖尿病神经病变包括中枢神经病变，周围神经病变和无症状的糖尿病神经病变。其中周围神经病变（DPN）占所有糖尿病神经病变的 50% 以上。周围神经病变（DPN）包括远端型多发性神经病变、近端下肢的运动神经病变、单神经病变（单颅神经或脊神经）、多发局灶性神经病变、腰段的多发神经根病、自主神经病变。

1. 如何判断?

糖尿病神经病变的症状很多，表现繁杂，可急性发作，也可表现为慢性过程，可能为局灶性或弥散性，可累及感觉神经、运动神经和自主神经，其中以慢性感觉运动性神经病变，尤其远端型多发性神经病变最为常见。对称性疼痛和感觉异常，下肢症状较上肢多见。有麻木、蚁走、虫爬、发热、触电样感觉，往往从远端脚趾上行可达膝上，有穿袜子与戴手套样感觉，严重者出现下肢关节病及溃疡。痛呈刺痛、灼痛、钻凿痛，似乎在骨髓深部作痛，有时剧疼如截肢痛呈昼轻夜重。

（1）心血管自主神经病变：早期休息时心动过速；中晚期表现为体位性低血压晕厥、冠状动脉舒缩功能异常；最严重的是无痛性心肌梗死、心搏骤停或猝死。

（2）泌尿生殖自主神经病变：出现排尿障碍、尿潴留、尿失禁、尿路感染、性欲减退、勃起功能障碍、月经紊乱等。

（3）消化系统自主神经病变：表现为吞咽困难、呃逆、上腹饱胀、胃部不适、便秘、腹泻及排便障碍等。

（4）其他自主神经病变：如体温调节和出汗异常，表现为出汗减少或不出汗，从而导致手足干燥开裂，容易继发感染。另外，由于毛细血管缺乏自身张力，致静脉扩张，易在局部形成“微血管瘤”而继发感染。对低血糖反应不能正常感知瞳孔调节失常，血管运动调节异常等。

2. 如何治疗?

（1）对因治疗

① 血糖控制：细胞内过多的葡萄糖会激活细胞内一个或多个代谢葡萄糖的通路，因此长期的高血糖导致包括 DPN 在内的糖尿病并发症的发生。积极严格地控制高血糖并保持血糖稳定是预防和治疗 DPN 的最重要措施。开始治疗越早，效果越明显。

② 神经修复：DPN 的神经损伤通常伴有节段性脱髓鞘和轴突变性。主要通过增强神经细胞内核酸、蛋白质以及磷脂的合成，刺激轴突再生、促进神经修复。常用药如甲钴胺（弥可保）、生长因子等。

③ 抗氧化应激：氧化应激是机体在高糖、缺血缺氧等损伤因素的作用下，体内产生的高活性分子如活性氧过多或清除减少导致的组织损伤。通过抑制脂质过氧化，增加神经营养血管的血流量，增加神经 Na^{+}-K^{+}-ATP 酶活性，保护血管内皮功能。常用药如 α-硫辛酸（奥力宝）等。

④ 改善微循环：周围神经血流减少是导致 DPN 发生的一个重要因素。通过扩张血管、改善血液高凝状态和微循环，提高神经细胞的血氧供应，可有效改善 DPN 的临床症状。常用药如前列腺素 E1、前列地尔、贝前列素钠、西洛他唑、己酮可可碱、胰激肽原酶、钙拮抗剂和活血化瘀类中药等。

⑤ 改善代谢紊乱：通过抑制醛糖还原酶、糖基化产物、蛋白激酶 C、氨基己糖通路、血管紧张素转化酶而发挥作用。如醛糖还原酶抑制剂依帕司他（唐林）等。

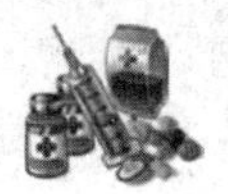

⑥ 其他：如神经营养，包括神经营养因子、肌醇、神经节苷脂和亚麻酸等。

（2）对症治疗

治疗痛性糖尿病神经病变的药物有：抗惊厥药（普瑞巴林、加巴喷丁、丙戊酸钠和卡马西平）、抗抑郁药物（度洛西汀、阿米替林、丙米嗪和西肽普兰等）、阿片类药物（曲马多和羟考酮）和辣椒素（capsaicin）等。

3. 药师建议

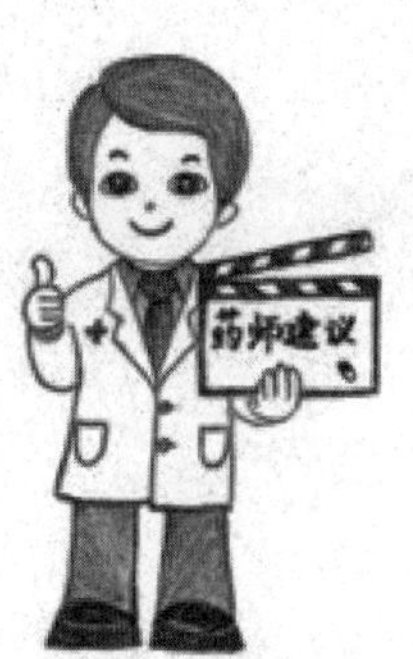

（1）严格控制血糖，定期监测，维持正常的血脂水平，控制血压。

（2）确诊为糖尿病的患者至少每年筛查 1 次糖尿病神经病变；糖尿病病程较长，或合并眼底病变、肾病等微血管并发症的患者，应该每隔 3~6 个月复查 1 次。

（3）已确诊周围神经病变的患者可以长期使用营养神经的药物如依帕司他，甲钴胺。注意依帕司他在饭前口服，可能会引起小便颜色加深（红棕色）。

（4）患有周围神经病变的患者应加强足部护理，防止足部溃疡的发生。

（5）戒烟、戒酒，进食低脂肪、低胆固醇和高蛋白质、高维生素含量的食品，适当运动，控制体重。防寒保暖，注意预防感染。

（四）糖尿病的心血管病变的治疗

心血管病变是糖尿病并发的大血管病变之一，主要以缺血性改变为主，其病理生理基础是动脉粥样硬化。糖尿病是心脑血管疾病的独立危险因素。与非糖尿病人群相比，糖尿病患者发生心脑血管疾病的风险增加 2~4 倍，这其中以冠心病最为常见，以急性冠脉事件如心肌梗死（简称“心梗”）和脑卒中（俗称“中风”）对生命的威胁最为严重。糖尿病患者经常伴有血脂紊乱、高血压等心脑血管病变的重要危险因素。严格的血糖控制对减少 2 型糖尿病患者发生心脑血管疾病及其导致的死亡风险作用有限。因此，对糖尿病心血管病变的预防和治疗，需要全面评估和控制心血管疾病危险因素（高血糖、高血压和血脂紊乱），并进行适当的抗血小板治疗。

1. 如何判断?

（1）心脏表现：胸闷、活动后气促、心绞痛，严重者可表现为心力衰竭、心肌梗死、心律失常甚至猝死。可出现心功能不全的表现：颈静脉充盈，端坐才能呼吸，口唇发青发紫，肝脾肿大，下肢水肿。

（2）高血压：可有头昏、头痛，但有些病人无症状，仅体检发现，但应排除其他原因引起的血压升高。

2. 如何处理?

（1）**降压**　糖尿病患者的血压水平如果超过 120/80mmHg，应开始生活方式干预以降低血压和预防高血压的发生。血压 ≥ 140/90mmHg 者可考虑开始降压治疗。糖尿病患者收缩压 ≥ 160mmHg 时必须启动降压治疗。（详见 P85 糖尿病合并高血压）

（2）**调脂**　在进行调脂药物治疗时，应将降低低密度脂蛋白（LDL-C）作为首要目标。（详见 P89 糖尿病合并高血脂症）

（3）**抗血小板**　糖尿病患者的高凝血状态是发生心血管病变的重要原因，阿司匹林可有效预防包括卒中、心肌梗死在内的心脑血管事件。高危人群或已发生过血管病变的患者应启用阿司匹林抗血小板治疗。对于阿司匹林过敏或不能耐受者可考虑氯吡格雷作为替代治疗。（详见 P93 糖尿病合并冠心病）

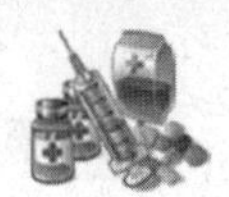

3. 药师建议

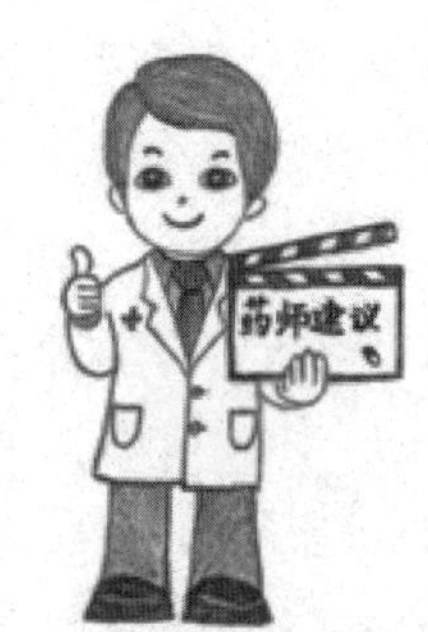

（1）**严格控制血糖** 糖友们除定期监测血糖外，还应每隔 3 个月监测糖化血红蛋白一次，以了解自己的血糖控制水平。因为糖化血红蛋白反映的是空腹和餐后血糖的平均控制状况，它体现了 2~3 个月内的治疗效果。

（2）**控制血压** 定期监测，限盐限酒、合理饮食、控制体重、规律体育锻炼。收缩压每下降 10mmHg，舒张压每下降 5mmHg，可使糖尿病任何相关终点下降 24%、心肌梗死发生危险下降 44%。因此控制血压对于预防心血管并发症至关重要。糖尿病患者我们一般首选血管紧张素转化酶抑制剂（ACEI）和血管紧张素Ⅱ受体拮抗剂（ARB）降压药，如缬沙坦，厄贝沙坦，卡托普利，依那普利，培哚普利等药物，也可以选用或联用氨氯地平，硝苯地平控释片，吲达帕胺，美托洛尔等药物，一般需要将血压控制在 140/80mmHg 以内，老年人可适当放宽要求。降压药推荐晨起空腹口服，需要定期监测，如果不能达标，需要及时就医，调整用药。

（3）**纠正血脂异常** 控制脂肪的摄入量，少吃肥肉和动物内脏，限制烹调用油，控制体重。如果血脂仍不达标，则采取药物治疗。常用的他汀类药物（阿托伐他汀、瑞伐他汀、辛伐他汀等）主要降低胆固醇（TC）和低密度脂蛋白（LDL-C），一般睡前服药，如出现肌痛、肌无力等症状应及时就医；贝特类药物（苯扎贝特、非诺贝特等）主要降低甘油三酯（TG），应尽量避免与他汀类药物合用，可能增加肌病发生的风险；烟酸类药物主要降低 TG 并升高密度脂蛋白（HDL-C），一般餐后服药，以降低胃肠道不适；胆酸螯合剂（如考来烯胺）和胆固醇吸收抑制剂（如依折麦布）主要降低 TC，可作为他汀类药物耐药的替代或者补充治疗，其中胆酸螯合剂对叶酸、华法林、地高辛、维生素 D 等多种药物的吸收有影响，应间隔 1~2 小时服用。糖尿病患者每年应至少检查 1 次血脂（包括 LDL-C、总胆固醇、甘油三酯及高密度脂蛋白）。接受调脂药物治疗者，根据评估疗效的需要可增加检测次数。

（4）**戒烟** 吸烟对人类健康的危害非常大，它会引起血压增高，还会影响胰岛素在体内的吸收和作用，造成胰岛素抵抗，引发高胰岛素血症，血甘油三酯（TG）水平升高，高密度脂蛋白（HDL-C）、胆固醇（TC）水平下降等，这些都是导致心血管疾病的危险因子。

（5）**控制体重** 不仅可以改善多种心血管危险因素，还可使其心血管系统发生有益的结构和功能性变化。

（6）**阿司匹林的合理应用** 有高危心血管风险且无出血风险者（见下表）或有心血管疾病史的糖尿病患者应预防性使用阿司匹林抗血小板治疗；具有中危心血管风险者，应根据临床判断决定是否预防性使用阿司匹林；不推荐阿司匹林用于心血管低风险的糖尿病患者。阿司匹林肠溶片应饭前用适量水送服，消化性溃疡、哮喘患者不推荐使用。服药期间如出现皮肤瘀斑、牙龈大量出血、黑便等情况应及时就医检查。在拔牙或手术前须告知医生您正在服用阿司匹林肠溶片。

危险程度分级列表

危险程度	年龄	心血管危险因素
高危	≥ 50 岁的男性或女性	1 项危险因素
中危	< 50 岁的男性或女性	1 项或多项危险因素
	≥ 50 岁的男性或女性	无心血管疾病危险因素
低危	< 50 岁的男性或女性	无心血管危险因素

注：危险因素包括心血管疾病家族史、高血压、吸烟、血脂紊乱或蛋白尿。

（五）糖尿病肾病的治疗

糖尿病肾病是糖尿病常见的并发症，是糖尿病全身性微血管病变的表现之一，糖尿病患者中有20%~40%发生糖尿病肾病，是糖尿病患者肾衰竭的主要原因。早期糖尿病肾病的特征是尿中白蛋白排泄轻度增加（微量白蛋白尿），逐步进展至大量白蛋白尿和血清肌酐水平上升，最终发生肾衰竭，需要透析或肾移植。肾功能的逐渐减退与心血管疾病的发生风险增高显著相关。因此，微量白蛋白尿与严重的肾脏病变一样，均应视为心血管疾病和肾衰竭的危险因素。在糖尿病肾病的早期阶段通过严格控制血糖和血压，可防止或延缓糖尿病肾病的发展。

1. 如何判断?

（1）蛋白尿：糖尿病肾病的第一个临床表现，初为间断性，后转为持续性。糖尿病患者在定期体检中应注意监测尿中白蛋白的含量，尤其是晨尿。

（2）水肿：糖尿病肾病发生水肿时多由于大量蛋白尿所致，此阶段表明已发展至糖尿病肾病后期。多伴有肾小球滤过率下降等肾功能减退的临床表现，提示预后不良。

（3）高血压：出现较晚。到糖尿病肾病阶段时血压多升高，可能与糖尿病肾脏阻力血管的结构和功能的改变有密切关系，此外，水钠潴留也是高血压的因素之一。高血压能加重肾脏病变的发展和肾功能的恶化，因此控制高血压至关重要。

（4）贫血：有明显氮质血症的糖尿病性肾病患者，可有轻中度的贫血。贫血为红细胞生成障碍，用铁剂治疗无效。

（5）肾功能异常：从蛋白尿的出现到肾功能异常，间隔时间变化很大，若糖尿病得到很好控制，可多年蛋白尿而不出现肾功能异常。若控制不好，很快就会出现氮质血症、肾功能不全。

2. 如何处理?

（1）**控制血糖** 肾功能不全患者可优先选择从肾脏排泄较少的降糖药，比如瑞格列奈，罗格列酮，利格列汀等。严重肾功能不全患者应采用胰岛素治疗，宜选用短效胰岛素，门冬胰岛素，赖脯胰岛素等，以减少低血糖的发生。

（2）**控制血压** 大于18岁的非妊娠患者血压应控制在140/80mmHg以下，最好控制在130/80mmHg以下。降压药首选血管紧张素转化酶抑制剂（ACEI，**普利）或血管紧张素Ⅱ受体拮抗剂（ARB，**沙坦），可以减少尿蛋白的排泄，保护肾脏功能。血压控制不佳者可加用其他降压药物。

（3）**纠正血脂紊乱**（详见P89糖尿病合并高血脂症）

（4）**控制蛋白尿** 自肾脏病变早期阶段（微量白蛋白尿期），不论有无高血压，首选血管紧张素转化酶抑制剂（ACEI，**普利）或血管紧张素Ⅱ受体拮抗剂（ARB，**沙坦）类药物，能减少尿白蛋白。在开始使用这些药物的1~2周内应检测血肌酐和钾浓度。不推荐血肌酐 > 265.2μmol/L（3mg/dl）的肾病患者应用ACEI。

（5）**透析治疗和移植** 对糖尿病肾病肾衰竭者需透析或移植治疗时，应尽早开始。一般肾小球滤过率(GFR）降低15~20ml/min或血肌酐水平超过442μmol（5mg/dl）时应积极准备透析治疗。透析方式包括腹膜透析和血液透析。有条件的糖尿病患者可行肾移植或胰—肾联合移植。

（6）**低蛋白饮食** 早期的糖尿病肾病患者每天都会从尿中丢失大量的蛋白质，所以必须适量地补充蛋白质，特别是应补充优质的动物蛋白质。主要包括鱼、虾、牛肉、鸡肉、鸡蛋白等。但到了糖尿病肾病的晚期，若还是大量地摄入蛋白质就会使血液中蛋白质的

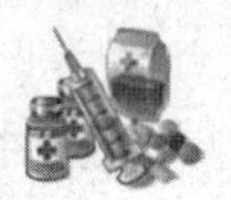

代谢产物升高，这会给患者带来极大的危害。所以，晚期糖尿病肾病患者必须适当地限制蛋白质的摄入量，特别是要限制质量较低的植物蛋白质如血制品的摄入量，为防止发生蛋白质营养不良，可补充复方 α－酮酸制剂（开同）。

（7）**避免泌尿系感染** 反复发作的泌尿系感染可能会加速糖尿病肾病病情的进展，所以，糖友们要尽量避免发生泌尿系感染。

3. 药师建议

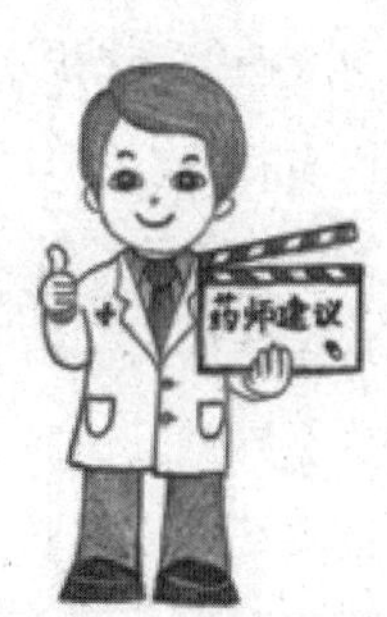

（1）调整生活规律。糖尿病肾病属于慢性病，生活规律非常重要，在身体允许的情况下，要按时起居，有利于糖代谢。

（2）坚持适当的运动。适当规律的活动是治疗糖尿病肾病的一种重要手段，合理控制体重可以采取多种活动方式。

（3）坚持规律使用降糖，降压，调脂药物，不可以随意停药。

（4）强调低盐、低蛋白饮食，以优质蛋白为佳。注意饮食有节，不要暴饮暴食，否则可导致血糖、尿糖的极大波动，对机体不利。少吃油腻和煎炸食物，适量吃鸡，鱼，瘦肉，多吃蔬菜，避免饮酒。另外外出时应随身携带一些点心和糖果，以免发生低血糖。

（5）定期监测。病程超过 5 年以上的糖尿病患者，要经常查肾功能、尿蛋白定性、24 小时尿蛋白定量，并注意测量血压，做眼底检查。

（六）糖尿病视网膜病变的治疗

也许大家都听到或看到过“糖尿病视网膜病变”这个名字，可是，到底什么情况容易得糖尿病视网膜病变呢？糖尿病视网膜病变，俗称“糖网”，它主要和糖尿病得病的时间长短以及糖尿病治疗的好坏有关。曾经有人做过研究，给了我们这样一些结论：如果得糖尿病超过10年，那么，有1/4的人有可能得“糖网”；如果糖尿病超过15年，那可能超过一半以上的人发生“糖网”；如果是糖尿病30年，几乎所有的人将发生“糖网”。但也有人发现糖尿病的时候，就已经出现了“糖网”，这主要是因为糖尿病有时候是悄无声息地来到你的身旁，当你察觉到的时候，往往已经得糖尿病很长时间了。视网膜病变是糖尿病高度特异性的微血管并发症，糖尿病患者胰岛素代谢异常，会引起眼组织、神经及血管微循环改变，造成眼的营养和视功能的损坏。在20~74岁成人新发失明病例中，“糖网”是最常见的病因。由于糖尿病患者血液成分的改变而引起血管内皮细胞功能异常，使血—视网膜屏障受损。视网膜毛细血管内皮细胞色素上皮细胞间的联合被破坏，造成小血管的渗漏。视网膜毛细血管的病变表现为动脉瘤、出血斑点、硬性渗出、棉绒斑、静脉串珠状、视网膜内微血管异常，以及黄斑水肿等。广泛缺血会引起视网膜或视盘新生血管、视网膜前出血及牵拉性视网膜脱离，可导致严重视力下降甚至完全失明。“糖网”的主要危险因素包括糖尿病病程、高血糖、高血压和血脂异常，其他相关危险因素还包括妊娠和慢性肾病等。糖尿病患者也是其他眼部疾病早发的高危人群，这些眼病包括白内障、青光眼、视网膜血管阻塞及缺血性视神经病变等。

1. 如何判断?

（1）视力减退，特别是夜间视力下降最明显，或近视程度加重。

（2）看东西出现重影。

（3）上睑下垂、眼球运动障碍。

（4）眼前有发黑的物体漂浮，如小球、蝌蚪或蜘蛛网。

（5）视野缺损，即眼睛能看到的范围较以前明显缩小。

（6）视物不清，如隔云烟。

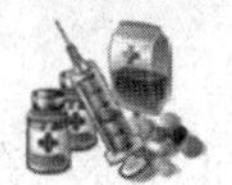

（7）视物有闪光感。

2. 如何治疗?

（1）药物治疗

① 控制血糖、血压，降低血脂。

糖尿病性视网膜病变的根本治疗是治疗糖尿病。原则上应当首先并经常将血糖控制到正常或接近正常水平。对于血脂偏高和视网膜黄斑区及其周围有环形硬性渗出的糖尿病患者，应摄取低脂饮食，并应用降血脂药物。血压升高可加重糖尿病性视网膜病变，当高血压得到控制时，荧光渗漏显著减轻，故应对糖尿病合并高血压病的患者控制血压。

② 2，5- 二羟基苯磺酸钙（导升明）的使用。其对导致糖尿病性视网膜病变的“三高”因素：即毛细血管高通透性、血液高黏滞性、血小板高活性有明显的抑制和逆转作用。

③ 阿司匹林的使用。阿司匹林可抑制血栓素和前列腺素代谢产物生成，抑制血小板凝集，对微血栓形成有一定的预防作用。

④ 抗血管内皮生长因子（VEGF）治疗可用于糖尿病黄斑水肿患者。

⑤ 非诺贝特可减缓糖尿病视网膜病变进展、减少激光治疗需求。

（2）光凝治疗。激光治疗被认为是治疗糖尿病性视网膜病变的有效方法。临床实验证明光凝治疗在两个方面对该病的发病过程有有益的作用：一是导致新生血管退化并阻止它们再生；二是减少黄斑水肿。

（3）冷凝治疗。冷凝主要用于不适合做光凝治疗的患者或光凝治疗的补充疗法，如患者有屈光间质混浊或视网膜周边病变，光凝无法治疗。

（4）玻璃体切割术。其基本适应证是玻璃体出血及严重的增殖性病变。一般认为，广泛玻璃体出血3个月以上不能自发吸收者需行玻璃体切割术。

3. 药师建议

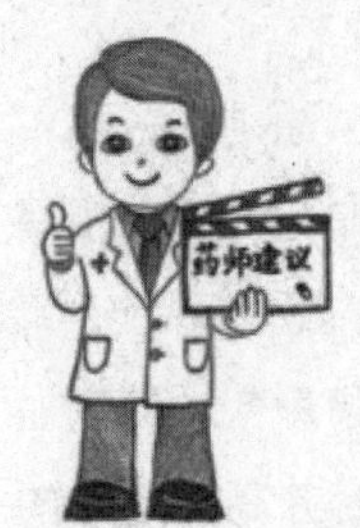

（1）在确诊糖尿病后，所有患者都应该前往眼科进行一次全面检查，特别是眼底血管荧光造影。之后，无糖尿病视网膜病变患者推荐每年进行1次检查；轻度病变患者每年1次，重度病变患者每3~6个月检查1次；妊娠女性需增加检查频率。出现视力改变时应尽快到医院就诊。糖友们常常自己给自己当医生，想当然地认为：只要看得清，便没问题。有的时候，“糖网”的早期征兆仅仅是一点点闪光感，甚至毫无表现，让人很不容易察觉。只有通过眼科医生专业的检查，才能抓到它的蛛丝马迹，做到早期诊断，早期治疗。

（2）控制糖尿病的发展，控制血糖、血压在正常范围内，积极治疗高血脂。有的糖友知道自己得了糖尿病，需要控制好血糖，便很积极地控制自己的饮食，关注自己的血糖。可是，捡了这个“西瓜”是不够的，糖尿病病人往往还伴有高脂血症、高血压、高尿酸血症、吸烟等等，可千万不要小看这些“芝麻”，他们的破坏能力也是惊人的，只有把“芝麻”也捡好，才能有效预防“糖网”的袭击哦！

（3）严格控制饮食、戒烟，适当、适量地运动，气温较低或者血糖高于16mmol/L或血糖低于3.6mmol/L时，避免运动。

（4）应避免参加剧烈活动及潜水等活动。

（七）糖尿病下肢血管病变的治疗

在糖尿病众多并发症中，糖尿病合并下肢血管病变是常见的慢

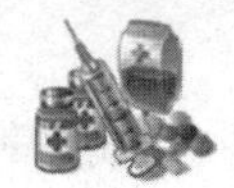

性并发症之一，它是指糖尿病合并粥样硬化引起的下肢动脉疾病，通常是指下肢动脉粥样硬化病变（LEAD）。可引起下肢疼痛、麻木、发凉、溃疡，坏疽、糖尿病足、继发感染、甚至截肢等严重后果，是糖尿病人致残的主要原因之一。LEAD 的患病率随年龄的增长而增加，与非糖尿病患者相比，糖尿病患者发生 LEAD 的危险性增加 2 倍。据统计，50 岁以上患者中 LEAD 的患病率高达 6.9%~23.8%。由于 LEAD 与冠状动脉疾病和脑血管疾病等动脉血栓性疾病在病理机制上有共性，如内皮功能的损害、氧化应激等，因此临床上这几种病变常同时存在，故 LEAD 对冠状动脉疾病和脑血管疾病有提示价值。LEAD 对机体的危害除导致下肢缺血性溃疡和截肢外，更重要的是这些患者的心血管事件发生风险明显增加，病死率更高。LEAD 患者的主要死亡原因是心血管事件，在确诊 1 年后心血管事件发生率达 21.1%。ABI（踝肱指数）越低，预后越差，下肢多支血管受累者较单支血管受累者预后更差。而且 LEAD 患者中只有 10%~20% 有间歇性跛行的表现，大多数无症状，在 50 岁以上人群中对 LEAD 的知晓率只有 16.6%~33.9%，远低于冠心病和卒中。由于对 LEAD 的认识不足，导致治疗不充分，所以糖友们要防患于未然，在控制血糖的基础上注意下肢变化，谨防下肢血管病变的发生。

1. 如何判断?

（1）下肢有发凉、发热、麻木、针刺样疼痛、触电样感觉等感觉异常。

（2）呈对称性“袜套”样感觉减退，对疼痛及冷、热感觉不灵敏。

（3）腿部发酸、乏力。

（4）走较短的一段路程（一般几百米或更短）就感到腿部疼痛、发酸，必须停下来休息一会儿再走，医学上叫做间歇性跛行，就提示有较大血管病变引起的下肢缺血。

(5)当病变继续发展，下肢缺血加重，不行走时也发生疼痛，称为静息痛，多出现在足趾及脚尖部位，平躺休息时和夜间疼痛加重，影响睡眠，多提示下肢动脉硬化闭塞。

(6)下肢局部营养不良，可见皮肤干燥，弹性差，汗毛脱落，皮色苍白或紫红，趾甲生长缓慢、变形、肥厚、脆裂、失去光泽，小腿和足部肌肉萎缩等。

(7)当下肢缺血严重时，肢端可以发生溃疡和坏疽，并发糖尿病足，长期不愈合。

2. 如何治疗?

(1)预防或延缓 LEAD 的产生

纠正不良的生活方式，戒烟、限酒，控制体重，严格控制血糖、血压、血脂等。控制高血糖，血糖控制目标为空腹血糖 4.4~7.2mmol/L，餐后 2 小时 < 10mmol/L，糖化血红蛋白 < 7%。控制高血压，血压控制目标为 < 140/80mmHg。改善血脂异常，血脂控制目标为 LDL-C < 2.1mmol/L。阿司匹林治疗，年龄 50 岁以上的糖尿病患者，尤其是合并多种心血管危险因素者，如无药物禁忌证，都应口服阿司匹林以预防心血管事件。对于阿司匹林过敏者或合并溃疡者，可服用氯吡格雷。

(2)缓解症状，延缓 LEAD 的进展

对于有症状的糖友们，建议应用小剂量阿司匹林，阿司匹林的剂量建议为 75~100mg/d，如每天口服阿司匹林肠溶片 1 片(100mg);同时，指导患者运动康复锻炼，时间至少持续 3~6 个月，以及给予相应的抗血小板药物、他汀类调脂药、降压药物及抗凝药物治疗。对于间歇性跛行的糖友，除上述治疗外，还需使用血管扩张药物，如前列腺素 E1、贝前列素钠、罂粟碱、萘呋胺、丁洛地尔、己酮可可碱等。

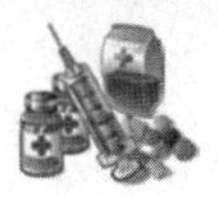

（3）血运重建，降低截肢和心血管事件的发生风险

针对慢性严重肢体缺血患者，为了减轻缺血引起的疼痛、促进溃疡愈合、避免因肢体坏死而导致的截肢、提高生活质量。在内科保守治疗无效时，需行各种血管重建手术，包括外科手术治疗和血管腔内治疗，如动脉内膜剥脱术、人造血管和（或）自体血管旁路术，经皮球囊扩张术（PTA）、支架植入等可明显降低截肢率，改善生活质量。如果患者不符合血管重建手术的指征，病灶和疼痛稳定时，可考虑药物保守治疗；当出现不能耐受的疼痛、肢体坏死或感染播散，则考虑行截肢手术，当然这是比较严重的情况了。

3. 药师建议

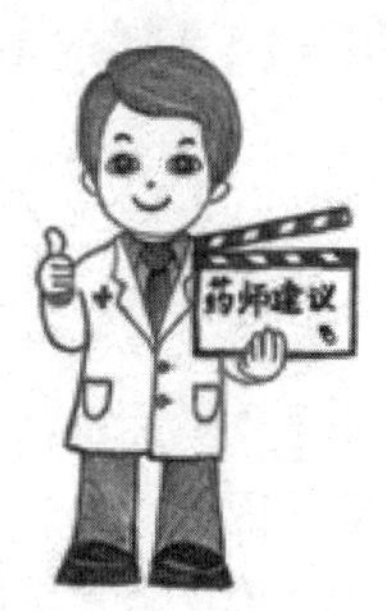

（1）保持健康、规律的生活方式是预防糖尿病下肢血管病变的基础。糖友们应合理安排饮食和运动。不吃高热量、高脂肪、高胆固醇的食物，根据自己的情况，选择适当的散步、打太极拳行走、慢跑等运动，并保持乐观向上的心情。

（2）严格控制血糖、血压是减缓下肢血管病变发生的有效手段，糖友们应定期监测血压、血糖，规律用药，把血压、血糖控制在正常范围。

（3）坚持戒烟，这可以使患者减少罹患血管疾病的危险。

（4）改善下肢循环，加强足部及小腿活动，经常按摩下肢，促进下肢血液循环。

（5）注意保护脚。不要光脚走路，穿宽松、柔软舒适、透气性好的鞋袜；秋冬季节要注意保暖，防止冻伤；每天温水泡脚10~15分钟，泡脚时最好先由家人试好水温，再把脚放进水里，温度以37~39℃为宜，以免烫伤自己的脚，出现溃疡、感染等情况。不过度修剪趾甲，以免剪伤足趾；保持皮肤润滑，防止皲裂；每晚睡觉前检查足部有无创伤、感染，鞋子里有没有石子等异物，以免硌伤脚，难以愈合。

（6）积极治疗脚气、皲裂、足癣、甲沟炎等足部病变，避免形成糖尿病足。

（7）注意观察皮肤弹性、颜色、温度及局部感觉异常，早期发现糖尿病下肢血管病变征兆。

（8）定期检查血糖、血压、血脂、血流变、下肢血管彩超、肌电图等，发现异常及时到专业医疗机构诊治。

（八）糖尿病足的治疗

糖尿病足是糖尿病最严重的和治疗费用最高的慢性并发症之一，简单来说就是由于糖尿病引起的神经病变，血管病变使下肢的感觉减退，失去自我保护功能，原本的血流循环被破坏，再加上感染等因素而发生溃疡和坏疽的疾病状态。糖尿病足是上述下肢血管病变中比较严重的一种结果，甚者可能面临截肢。但是糖友们也不必过分担忧，在所有的糖尿病慢性并发症中，糖尿病足是相对容易识别、预防比较有效的并发症。尽早识别糖尿病足的高危因素并采取积极对策，至少可避免一半以上的糖尿病足引起截肢。

1. 如何判断?

（1）初期病人多有皮肤瘙痒、肢端发凉、感觉迟钝、水肿，继之出现双足袜套式的持续麻木，多数可出现痛觉减退或消失，少数出现患处针刺样、刀割样、烧灼样疼痛，夜间或遇热时加重，鸭步行走或倚杖而行。有些老年病人伴有严重肢体缺血史，如间歇性跛行、静息痛等。

（2）下肢及足部皮肤干燥、光滑、水肿，毳毛脱落，下肢及

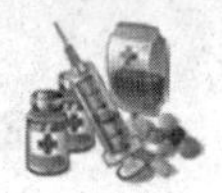

足部变小，皮肤可见大小不等的散在性水疱、瘀点、瘀斑、色素沉着，肢端发凉。下肢抬高时，双足发白；下垂时，则呈紫红色。趾甲变形、增厚、易脆、脱落等。肌肉萎缩，肌张力差，常见足畸形、跖骨头下陷、跖趾关节弯曲，呈弓形足槌状趾，足趾过伸如爪状。足背动脉闭塞时双足皮色青紫，搏动极微弱或消失，有时于血管狭窄处可听到血管杂音，肢端感觉迟钝消失，音叉震动感消失，跟腱反射极弱或消失。

（3）足部慢性溃疡时，足跖部，跖骨头外形成圆形的穿透性溃疡。有时出现韧带撕裂，小骨折，骨质破坏，并有夏科氏 (Charcot) 关节病。干性坏疽时，全足、足趾干枯、变小，皮肤光亮、变薄，呈淡红色，趾尖边区可见有为数不等的黑点、黑斑；湿性坏疽时，足部发红、肿胀、皮肤破溃，形成大小、形态深度不等的溃疡或脓肿，皮肤、血管、神经、骨组织坏死。

2. 如何治疗?

首先要鉴别溃疡的性质：神经性溃疡常见于反复受压的部位，如跖骨头的足底面、胼胝的中央，常伴有感觉的异常或者缺失，而局部供血是正常的。缺血性溃疡多见于足背外侧、足趾尖部或足跟部，局部感觉正常，但皮肤温度偏低、足背动脉和／或胫后动脉搏动明显减弱或消失。

（1）对于神经性溃疡，主要是制动减压，特别要注意患者的鞋袜是否合适。

（2）对于缺血性溃疡，则要重视解决下肢缺血，轻、中度缺血的患者可进行内科治疗。病变严重的患者可接受介入或血管外科成形手术。

（3）对于合并感染的糖尿病足，及时去除感染和坏死组织。只要患者局部供血良好，对于感染的溃疡，必须进行彻底清创。根据创面的性质和渗出物的多少，选用合适的敷料。在细菌培养的基础上选择有效的抗生素进行治疗。病程长、转诊入院、已经接受过抗生素治疗的足溃疡往往是多种细菌合并感染，需要联合应用 2 种以上抗生素，兼顾革兰阴性和阳性菌的混合感染，必要时根据临床情况，加用抗厌氧菌感染的抗生素。严重感染的足溃疡抗生素治疗 2~3 周，合并骨髓炎的感染，抗生素治疗至少 4 周。

3. 药师建议

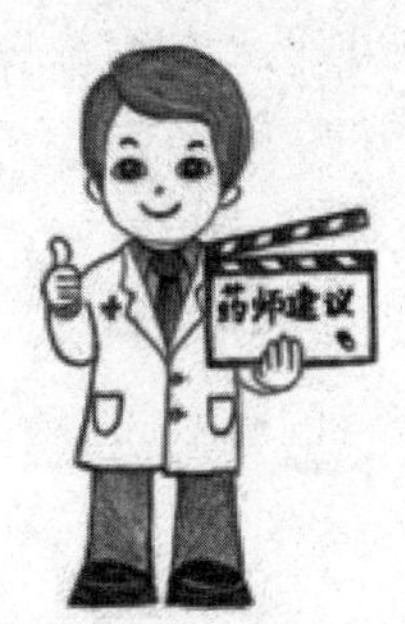

（1）所有的糖尿病患者应对足部进行定期检查，包括足有无畸形、胼胝、溃疡、皮肤颜色变化；足背动脉和胫后动脉搏动、皮肤温度以及有无感觉异常等。最好每天检查双足，特别是足趾间；有时需要有经验的他人来帮助检查足。

（2）重视足部护理。

① 每天用低于 37 ℃的温水泡脚，洗脚后用柔软吸水性强的毛巾彻底擦干，尤其是擦干足趾间，足部皮肤干燥可使用油膏类护肤品；

② 选择合适的鞋袜。鞋内应该是有足够的空间，透气良好，鞋底较厚硬而鞋内较柔软，能够使足底压力分布更合理。穿鞋前先检查鞋内有无异物或异常，避免穿过紧、前面开口或露出脚跟的鞋及高跟鞋；不穿过紧的或有毛边的袜子，每天换袜子，不穿高过膝盖的袜子，更不要穿不平整的袜子，以防受压，影响血液循环；

③ 不宜用热水袋、电热器等物品直接保暖足部，避免赤足行走；

④ 剪趾甲要小心，按时修剪，并在泡脚后趾甲变软时再修剪，避免自行修剪胼胝或用化学制剂来处理胼胝或趾甲，应由专业人员修除胼胝或过度角化的组织，一旦有问题，及时找到专科医师或护士诊治。

（3）采用多种方法促进血液循环。

按摩足部可以改善循环并可经常观察足背动脉波动、弹性及皮

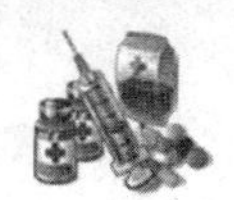

肤温度。老年患者下肢血液循环不良，除注意保暖外，可指导患者做足部运动，结合服用扩张血管改善微循环的药物。

（4）严格控制血糖。血糖控制不良和反复小损伤是糖尿病足溃疡形成并截肢的最主要诱因。另外，血糖控制不良还可影响伤口的愈合。

（5）饮食护理。不论糖尿病病发类型和病情轻重，或有无并发症，也不论是否使用药物治疗，饮食控制都应该严格执行，长期坚持。三餐合理搭配，补充蛋白质、碳水化合物、脂肪，主食分配可按早、中、晚各占 1/3，或 1/5、2/5、2/5 之比例，禁吃含糖量高的糖类食品及高胆固醇的食物，尽量减少外出饮食或宴会。

三、常见的糖尿病伴发疾病如何选药？

（一）糖尿病合并高血压

糖尿病本身并不可怕，可怕的是与其他疾病“狼狈为奸”，高血压就是其中之一。我们的 1 型糖尿病合并高血压往往与肾脏损害加重相关，而 2 型糖尿病合并高血压通常是多种心血管代谢危险因素并存的表现，高血压可出现在糖尿病发生之前，也可出现在糖尿病发生之后。两者的并存使得危害值增加，成了心血管病、卒中、肾病及视网膜病变等疾病发生和发展的“推手”。因此，在维持血糖稳定的基础上有效控制血压才是解决问题的关键。

1. 何做到早监测，早发现？

（1）早期可能无症状或症状不明显，常见的是头晕、头痛、颈项板紧、疲劳、心悸等。

（2）随着病程延长，可能出现头痛、头晕、注意力不集中、记忆力减退、肢体麻木、夜尿增多、心悸、胸闷、乏力等。

(3)当血压突然升高到一定程度时甚至会出现剧烈头痛、呕吐、心悸、眩晕等症状，严重时会发生神志不清、抽搐，多会在短期内发生严重的心、脑、肾等器官的损害和病变，如中风、心梗、肾衰等。

(4)糖尿病合并高血压患者的血压控制目标是收缩压＜140mmHg，舒张压＜80mmHg。如果你还年轻而且没有其他并发症，那么在不增加治疗负担的情况下将收缩压控制在＜130mmHg更佳。

(5)得了糖尿病，应当常规测量血压水平。两次及以上在非同日静息状态下测得血压升高时方可诊断高血压，即收缩压≥140mmHg，舒张压≥90mmHg。

2. 遇到血压升高如何进行干预?

(1)对于糖友们，当血压水平超过120/80mmHg，此时应该开始生活方式的干预以降低血压和预防高血压的发生。生活方式的干预主要包括参加健康教育、合理饮食、规律运动、戒烟限盐、控制体重、限制饮酒、心理调节等。

(2)当血压水平超过140/90mmHg时，可考虑开始药物降压治疗。当收缩压(上压)超过160mmHg时则必须启动药物降压治疗。

3. 药师建议

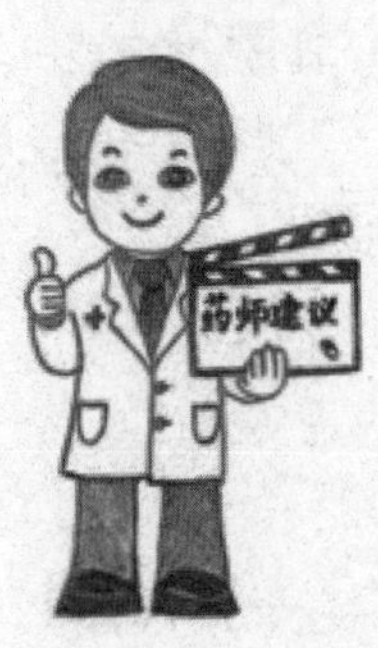

(1)我们在选择降压药物时应综合考虑疗效、心肾保护作用、安全性和依从性以及对代谢的影响等因素。供选择的药物主要有血管紧张素转化酶抑制剂(ACEI，如**普利)、血管紧张素Ⅱ受体拮抗剂(ARB，如**沙坦)、钙拮抗剂(如**地平)、利尿剂、β受体阻滞剂(如**洛尔)等，其中ACEI或ARB为首选药物。

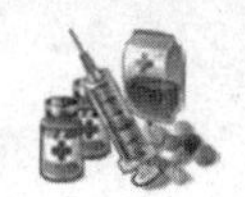

（2）为达到降压目标，可能需要多种降压药物联合应用。联合用药推荐以ACEI或ARB为基础，可以联合使用钙拮抗剂、吲哒帕胺类药物、小剂量噻嗪类利尿剂或选择性β受体阻滞剂，如美托洛尔。

（3）糖尿病高血压的病友中伴有肾功能不全的比例较高，需定期监测患者肾功能，在选择口服降糖药时应重视肾脏安全性。格列喹酮、瑞格列奈、利格列汀等肾脏安全性较高，是高血压合并糖尿病降糖治疗较为理想的选择。其他口服降糖药需根据肾脏功能调整剂量使用。

药师服药指导卡

类别	代表药物	剂量	服药方法	注意事项
ACEI	卡托普利	12.5~50mg/次 2~3次/日	餐前1小时口服	①糖尿病患者首选，但禁用于孕妇 ②可能引起刺激性干咳和血管性水肿 ③定期检查血钾、血肌酐
	依那普利	5~10mg/次 1~2次/日		
	培哚普利	4~8mg/次 1次/日		
ARB	缬沙坦	80~160mg/次 1次/日	晨起空腹口服。	①糖尿病患者首选，但禁用于孕妇 ②定期检查血钾、血肌酐。
	厄贝沙坦	0.15~0.3mg/次 1次/日		
β受体阻滞剂	美托洛尔	50~100mg/次 1~2次/日	晨起空腹口服或餐前1小时口服。	①可能掩盖低血糖引起的心动过速，对血糖代谢和哮喘的影响较小； ②Ⅰ－Ⅲ度心脏传导阻滞，严重心动过缓的患者禁用； ③慢性阻塞性肺病的病人慎用；外周动脉闭塞疾病慎用。
	比索洛尔	5~10mg/次 1次/日		
	阿替洛尔	起始剂量为6.25~12.5mg/次，2次/日；维持量50~200mg/日		

类别	代表药物	剂量	服药方法	注意事项
钙离子拮抗剂	硝苯地平	5~10mg/次 3次/日	晨起空腹口服	①病情紧急时可嚼碎服或舌下含服10mg/次②长期给药不宜骤停
	硝苯地平控释片	30~60mg/次 1次/日		整片吞服，不可掰开或嚼碎，排泄物中可见完整的药片外壳
	苯磺酸氨氯地平	5~10mg/次 1次/日		可与食物同服，可掰开服用，但不可嚼碎
利尿剂	氢氯噻嗪	12.5~50mg/次 1~2次/日	晨起口服	①降压用利尿剂的首选，一般小剂量与其他降压药联用（复方制剂）②糖尿病、高尿酸血症或痛风者慎用，小剂量相对影响较小。
	吲达帕胺片	口服，一次2.5mg（1片），每日1次。		①应定期监测血钾、钠及尿酸等，注意维持水与电解质平衡，注意及时补钾。②最好每天早晨给药一次，以免夜间起床排尿。③可能引起血糖与尿酸升高。 ④药片用水整片吞服且不要嚼碎。 ⑤加大剂量并不能提高吲达帕胺的抗高血压疗效，只能增加利尿作用。
	吲达帕胺缓释片	每24小时服1片		
	螺内酯	20~40mg/次 1~2次/日		定期监测，防止血钾过高

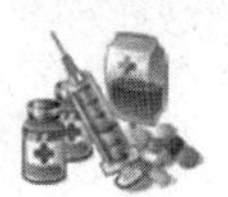

类别	代表药物	剂量	服药方法	注意事项
α 受体阻滞剂	特拉唑嗪	1~5mg/ 次 1 次 / 日	睡前口服	服药时宜静坐，防止体位性低血压引起的晕厥

注：上表中药物剂量为常规剂量，具体用量请遵医嘱。

（二）糖尿病合并高脂血症

糖尿病与高血脂有关系吗？相信很多糖友对此是疑惑的，认为这明明是两种疾病，怎么会有关系呢？其实大家都知道，高血糖、高血脂和高血压并称为“三高”，都是威胁我们糖尿病的主要危险因素，三者密切相关，狼狈为奸，极大地危害着我们的健康，也促进了糖尿病并发症的发生发展。上文已经介绍了糖尿病合并高血压的治疗，那接下来我们就来了解一下糖尿病合并高血脂的处理。高血脂不像高血压可以便捷的自我监测，早期症状也不如高血压那么明显，因此很多糖友容易忽视，但长期合并高血脂很容易导致冠心病、脑中风、肾病、眼底病变等，这些并发症不容小觑，因此，早发现早调脂对糖友们尤为重要。

1. 何做到早监测，早发现?

（1）新诊断糖尿病的病友在确诊时均应检测血脂水平；

（2）如果患者血脂正常且无其他心血管疾病风险，在糖尿病治疗过程中每年至少要进行一次血脂水平的检测，包括低密度脂蛋白（LDL-C）、高密度脂蛋白（HDL-C）、甘油三酯（TG）及总胆固醇（TC）；

（3）如果患者血脂水平正常但有多种心血管风险因素存在，在诊断糖尿病后应当每 3 个月监测血脂一次；

（4）对于血脂异常的糖尿病病友，若仅给予治疗性生活方式干预，建议 6~8 周后复查血脂，决定是否需调整治疗方案；

（5）给予调脂药物治疗的患者，初始治疗 4 周后应监测血脂水平，若仍未达标，则调整治疗方案，4 周后复查；

（6）对于血脂水平控制达标的糖尿病患者建议每半年监测一次血脂。

2. 遇到血脂紊乱如何进行干预?

（1）首先应以治疗性生活方式改变作为基础，而且应该贯穿整个糖尿病治疗始终。治疗性生活方式的改变包括 ① 饮食的调节：减少动物脂肪摄入，忌食高胆固醇食物，多食高蛋白、粗粮、海鱼、豆制品等，控制碳水化合物的摄入；② 增加运动、减轻体重；③ 戒烟、限酒、限盐等。

（2）有下列情况的糖友，无论基础血脂水平如何，应在生活方式干预的基础上使用他汀类药物。在进行调脂药物治疗时，应将降低 LDL-C 作为首要目标。

调脂治疗的疾病情况及其对应的 LDL-C 控制目标

疾病状况	LDL-C(mmol/L)	非 HDL-C（mmol/L）
有明确动脉粥样硬化性心血管疾病（ASCVD）病史	＜1.8	＜2.6
无 ASCVD 病史，年龄≥ 40 岁或糖尿病史大于 10 年合并一项 ASCVD 危险因素，或伴多项 ASCVD 危险因素者	＜2.6	＜3.4
无 ASCVD 病史及相关危险因素，年龄＜ 40 岁或糖尿病史小于 10 年	＜3.4	＜4.1

注：心血管疾病危险因素包括心血管疾病家族史、高血压、吸烟、血脂紊乱或蛋白尿。

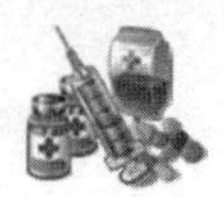

（3）如果 TG > 11.0mmol/L，可先在生活方式干预的基础上使用降低 TG 的药物（非诺贝特、苯扎贝特、烟酸或鱼油），以减少发生急性胰腺炎的风险。TG 和 HDL-C 的控制目标分别为：TG < 1.7mmol/L，HDL-C（男）> 1.0mmol/L，HDL-C（女）> 1.3mmol/L。

（4）对于无法达到降脂目标，或对他汀类或贝特类药物无法耐受时，可考虑使用其他种类的调脂药物（如胆固醇吸收抑制剂、胆酸螯合剂、普罗布考和多廿烷醇等）。

3. 药师建议

（1）糖友们切忌为了追求更好的降脂效果而随意或者过度地增大药物剂量；

（2）经调脂治疗，血脂达标后，不能立即停用降脂药物，仍需减量后维持治疗，防止反弹。

（3）除定期的血糖血脂监测外，长期服用他汀类降脂药物，还需定期监测肝功能和肌酸激酶，建议在治疗前和开始治疗后半个月各监测 1 次，如有异常及时调整用药方案，如果正常，建议每 3 个月监测一次。如果长期服用贝特类降脂药，还应增加肾功能的监测。如有不明原因的肌肉酸痛，肌肉压痛或肌肉无力，尤其是伴有不适或发热时，需要立即停药，到医院就诊。

（4）在使用他汀类药物治疗期间，如果同时应用环孢霉素 A、纤维酸衍生物（贝特类药物）、红霉素、克拉霉素，利托那韦、加沙奎那韦或洛匹那韦、加利托那韦联用。烟酸或咪唑类抗真菌药（伊曲康唑，氟康唑）会增加肌病的危险，要格外注意相关症状。

（5）有胆囊疾病史、患胆石症的病友禁用贝特类降脂药。

药师服药指导卡

类别	代表药物	剂量	服药方法	注意事项
他汀类	阿托伐他汀	10~80mg/ 次 1 次 / 日	任意时间口服，不受进餐影响	①治疗高胆固醇血症的首选药物。用药期间如果出现不明原因的肌痛、肌无力、下腹疼痛、褐色尿、发热不适等表现，需要及时停药就诊。②治疗前、治疗开始后 12 周及剂量增加后 12 周应检查肝功能，此后应定期（如每半年）检查。如果肝酶持续升高至正常 3 倍以上需要停药。③用药期间禁止饮酒。④与其他药物同时使用需要告知医生
	瑞舒伐他汀	5~20mg/ 次 1 次 / 日		
	辛伐他汀	20~80mg/ 次 1 次 / 日	睡前口服	
	普伐他汀	10~40mg/ 次 1 次 / 日	临睡前口服	
	氟伐他汀	40~80mg/ 次 1 次 / 日	任意时间口服，不受进餐影响	
贝特类	苯扎贝特	200~400mg/ 次 3 次 / 日	餐时或餐后口服	①治疗以甘油三酯增高为主的高脂血症的首选药物，降胆固醇作用弱于他汀，一般不与他汀类同时使用。②用药期间注意有无肌酸肌痛，定期监测肝肾功能。③有胆囊疾病史，患胆石症的患者禁用。④与其他药物同时使用需要告知医生
	非诺贝特	200mg/ 次 1 次 / 日	餐时口服	
烟酸及其衍生物	阿昔莫司	250mg/ 次 2~3 次 / 日	餐后口服	具有降低空腹血糖的作用，且不影响降糖药物的药效，适用于由糖尿病引起的高甘油三酯血症

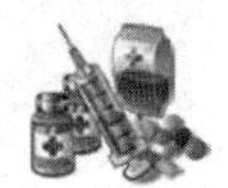

类别	代表药物	剂量	服药方法	注意事项
胆酸螯合剂	考来烯胺	12~16g/日（以考来烯胺计）3次/日	餐前或睡前用水或饮料拌匀口服	适用于对他汀类药物治疗无效的高胆固醇血症
胆固醇吸收抑制剂	依折麦布	10mg/次 1次/日	空腹或餐时口服	新型降胆固醇药物，可作为他汀类药物耐药的替代或者补充治疗

注：上表中药物剂量为常规剂量，具体用量请遵医嘱。

（三）糖尿病合并冠心病

我们都知道糖尿病是一种全身代谢性紊乱的疾病，它不仅会影响糖类的代谢，导致高血糖，还会影响蛋白质和脂质的代谢，导致脂代谢紊乱和高血脂，诱发冠状动脉硬化发生冠心病。糖尿病是冠心病的高危因素，血糖的升高会从多条途径对患者的心脏产生不利影响，因此，糖尿病合并冠心病发生心血管意外的风险要明显高于单纯糖尿病或者单纯冠心病的患者。对于这部分患者除了遵医嘱按时用药，定期门诊随诊外，居家自我管理也是治疗的重要组成部分，可以大大降低患者发生心血管不良事件的风险。

大多数人只有在出现症状或是查体时才知道得病，特别是像由糖尿病合并的冠心病，因为没有明显痛感而不易被发现。由于糖尿病患者常合并神经病变，疼痛感觉迟钝，三分之一以上的患者没有典型的心绞痛表现，甚至发生“无痛性”心梗，容易贻误病情。因此，当患者出现以下症状时均要警惕是否为心绞痛、心肌梗死的发作，应及早去医院诊治。

1. 何识别早期症状呢?

（1）憋气、呼吸急促等表现；

（2）心跳漏跳、心律不齐等表现；

（3）出现胸部以外的部位的疼痛，如头痛、牙痛、咽痛、肩痛、后背痛、手臂痛；

（4）腹部不适、腹痛、恶心呕吐等症状；

（5）头晕、一过性的意识丧失、抽搐等。

2. 如何进行药物治疗?

（1）如遇心绞痛突然发作，患者应立即停止活动，静坐，以免因头晕而摔倒，舌下含服（不可吞服）硝酸甘油片，每 5 分钟可重复 1 片，直至疼痛缓解。如果 15 分钟内总量达 3 片后疼痛持续存在，应立即就医。也可舌下含服硝酸异山梨酯片、速效救心丸等。如果疼痛不能在数分钟内缓解，发作超过 30 分钟或伴有抽搐等症状时，家人应立即拨打 120 及时就诊。

（2）糖尿病合并冠心病的患者应常规长期服用阿司匹林。

（3）对于发生急性冠状动脉综合征的糖尿病患者可使用阿司匹林 + 氯吡格雷联合治疗 1 年。

（4）由于 21 岁以下人群应用阿司匹林与发生瑞夷（Reye）综合征风险增加有一定相关性，因此不推荐在此人群中应用阿司匹林。

（5）如阿司匹林过敏、有出血倾向、接受抗凝治疗、近期胃肠道出血以及不能应用阿司匹林的活动性肝病患者。也可考虑氯吡格雷作为替代治疗。

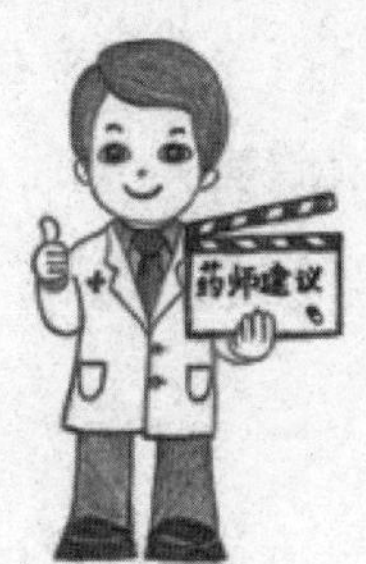

3. 药师建议

（1）学会血糖、血压、心率、体重的自我监测，最好是在家中自备血糖仪、血压计、电子秤，按时测定并记录在小本子上，如遇问题，可以作为调整治疗方案的依据。

（2）注意饮食，控制体重：每日进食量应

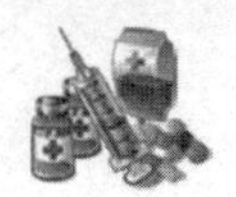

固定，不要暴饮暴食，控制胆固醇、脂肪和糖分的摄取量。少量多餐，多吃清淡、高纤维食物。通过适当的饮食和运动来除去多余的脂肪，减轻心脏负担。

（3）适当活动：适当运动不仅可以让生活更充满活力，而且可以减轻体重，改善心功能。建议生活中多走动，但运动量一定要适中，过量运动反而会增加心脏负荷。运动时随身携带一些饼干、糖果之类的食物，以防低血糖。

（4）戒烟，限酒，保持良好的生活习惯。

（5）减轻精神压力：寻求各种途径来调解生活上的压力。可以培养嗜好或通过运动来松懈日常生活中的紧张情绪。

药师服药指导卡

代表药物	作用机理	剂量	服药方法	注意事项
硝酸甘油	扩张血管，缓解心绞痛症状	0.25~0.5mg/次	舌下含服 每5分钟可重复1片，15分钟内总量达3片后疼痛持续存在，应立即就医	①用药时患者应尽可能取坐位，以免因头晕而摔倒②出现视力模糊或口干，应停药③避光保存
硝酸异山梨酯片		5~10mg/次 2~3次 急性发作：5mg/次	常规口服 急性发作时舌下含服	不应突然停止用药，以避免反跳现象
盐酸曲美他嗪片	营养心肌	每次20mg 3次/日	三餐时服用	①不用于心绞痛急性发作。②可能加重帕金森症状。③肾功能不全需减量，肌酐清除率小于30ml/min禁用。

代表药物	作用机理	剂量	服药方法	注意事项
阿司匹林	抑制血小板聚集	100~300mg/ 次 1 次 / 日	饭前口服	①消化性溃疡活动期、哮喘患者不推荐使用②服药期间如出现皮肤瘀斑、牙龈大量出血、黑便等情况应及时就医检查③在拔牙或手术前须告知医生您正在服用阿司匹林肠溶片④急性心梗发作建议 300mg 咀嚼后服用以快速吸收
氯吡格雷	抑制血小板聚集	75mg/ 次 1 次 / 日	任意时间口服	常规服药时间的 12 小时内漏服，应立即补服一次标准剂量，并按照常规服药时间服用下一次剂量；超过 12 小时，应在下次常规服药时间服用标准剂量，无需剂量加倍。
脑心通胶囊	益气活血、化瘀通络	2~4 粒 / 次 3 次 / 日	口服	①胃病患者饭后服用②孕妇禁用
速效救心丸	行气活血，祛瘀止痛，增加冠脉血流量，缓解心绞痛	4~6 粒 / 次 3 次 / 日 急性发作： 10~15 粒 / 次	舌下含服	

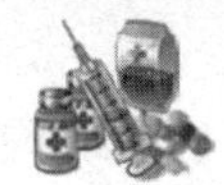

<table>
<tr><th>代表药物</th><th>作用机理</th><th>剂量</th><th>服药方法</th><th>注意事项</th></tr>
<tr><td>复方丹参滴丸</td><td rowspan="2">活血化瘀，理气止痛，用于气滞血瘀所致胸闷、胸闷、胸痛、心悸气短</td><td>10 丸 / 次
3 次 / 日</td><td>口服或舌下含服</td><td rowspan="2">孕妇慎用</td></tr>
<tr><td>冠心丹参滴丸</td><td>10 粒 / 次
3 次 / 日</td><td>舌下含服</td></tr>
</table>

注：上表中药物剂量为常规剂量，具体用量请遵医嘱；涉及的降脂与降压药物详见前文。

（四）糖尿病合并痛风

近年来，随着生活水平的提高，痛风已经成为普通老百姓的常见病，也是一种“富贵病”。许多糖友，尤其是体型肥胖者往往同时存在高血糖、高血压、高脂血症、高尿酸血症等一系列代谢异常，临床上称之为“代谢综合征”。这部分人的痛风发病率要远远高于普通人群。

1. 何识别痛风症状?

（1）一阶段即前期：又称高尿酸血症期，患者可无痛风的临床症状，只表现为血尿酸升高。

（2）二阶段即急性关节炎发作期：好发于下肢关节，以拇趾及第一跖趾关节为多见；初发时为单关节炎症，反复发作则受累关节增多。

（3）三阶段即中期：由于急性发作的反复出现造成的，关节出现不同程度的骨破坏与功能障碍损伤，使慢性痛风性关节炎形成。可形成皮下痛风石、尿酸性肾病及肾结石，肾功能正常或轻度减退。

（4）四阶段即晚期：会有明显的关节畸形及功能障碍显现，皮下痛风石数量增多、体积增大，破溃会出现白色尿盐结晶。尿酸性肾病及肾结石有所发展，肾功能明显减退，可出现氮质血症及尿毒症。

2. 那么，糖尿病合并痛风时应当如何治疗呢?

首先，必然是生活方式的改变。

（1）在饮食方面，需要兼顾糖尿病和痛风两种疾病对饮食的要求。①食物以清淡为主，少用调味品，减少肉食等高蛋白食物的摄入，尤其是动物内脏、骨髓、干肉、鱼虾海味、蛤蟹、肉汤、扁豆、香菇以及菌藻类等富含嘌呤的食品。限制精制糖，多吃含糖低的新鲜蔬菜和水果，以补充足量的无机盐和维生素。②多饮水，每日2000~3000ml，以利尿酸排出。③忌酒，因饮酒可使血尿酸增高，诱发痛风。少喝饮料，果糖过多也会诱发痛风发作。

（2）坚持适当的体育锻炼，控制体重，过度肥胖可诱发或者加重糖尿病和痛风症状。平时注意防止疲劳和受凉。

其次，我们应该对药物治疗有一定的了解。

（1）摆正观念，就目前的医疗水平，对这两种疾病还无法根治。需到正规医院，请专科医生制定用药方案，千万不要轻信所谓的“根治”、“神效”，以免贻误病情。

（2）急性发作期的治疗目标是选择药物缓解疼痛症状。如果剧痛，常用秋水仙碱，能迅速缓解关节肿痛等自觉症状，但不宜长期使用。如果疼痛不是非常严重，一般选用扶他林、消炎痛等非甾体类消炎药。当上述两类药物无效或有禁忌证时，可用糖皮质激素，如强泼尼松。提醒病友们注意：在痛风的急性发作期，促进尿酸排泄及抑制尿酸合成的药物均应暂缓服用，否则，有可能引起痛风的急性发作，因为服用这类药物后，会引起血尿酸浓度的突然降低，使关节中早已存在的尿酸钠结晶释放、溶解，会再次诱发痛风发作。

（3）发作间歇期及慢性期的治疗目标是降低血尿酸。

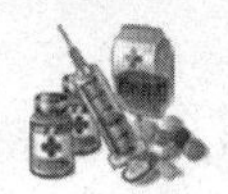

①抑制尿酸生成的药物：主要有别嘌醇和非布司他，此类药物可与促进尿酸排泄药合用，也可单独使用。服用 2 周后，若尿酸降至正常，可逐渐减至维持量。主要副作用有皮疹、胃肠道刺激、肝损害等，但一般较轻。

②促进尿酸排泄的药物：有丙磺舒、苯溴马隆，此类药物适用于肾功能尚好、但尿酸排泄量偏低（24 小时低于 600mg）的痛风病友。此类药物副作用小，偶有皮疹及胃肠道反应，急性发作时不要使用此类药物。

③碱化尿液的药物：在排尿酸药物治疗过程中，须口服小苏打（碳酸氢钠）以碱化尿液，使尿 pH 值保持在 6.0~6.5 之间，并多饮水，保持每日尿量在 2000ml 以上，防止尿酸盐结晶沉积，损害肾脏。

④如果单药治疗不能使血尿酸水平达标，则可以考虑联合治疗。即联合应用抑制尿酸生成与促尿酸排泄的药物，另外其他排尿酸药物也可以作为合理补充（在适应证下应用），如氯沙坦、非诺贝特可以辅助降低痛风患者的尿酸水平。

3. 药师建议

（1）与糖尿病一样，痛风是一种终身性疾病，目前只能控制而不能根治，因此，病友应严把饮食关，必要时还须加用药物治疗。

（2）除了定期监测血糖以外，还应定期化验血尿酸，确保血尿酸控制在正常范围之内（最好降到 300μmol/L 以下），以防止痛风反复发作。

（3）急性痛风反复发作后将转为慢性，并可导致严重的关节损害及慢性肾功能衰竭，病友们要提高警惕。

（4）足部是痛风的好发部位，应予特别呵护。鞋子要适合，防止磨破皮肤；老年人无论白天与晚上都应穿长裤与袜子，勿使足受凉，夏天用空调时，室温不要过低。

药师服药指导卡

代表药物	作用机理	剂量	服药方法	注意事项
别嘌醇	抑制尿酸生成	50~100mg/ 次 1~2 次 / 日	口服	①痛风急性期过后才可使用②服药期间应多饮水③不宜与铁剂（如多维铁口服液、多糖铁复合物胶囊等）同服 ④用药期间应定期检查血象和肝肾功能，有异常者需慎用。
非布司他		40~80mg/ 次 1 次 / 日	空腹或餐后口服	①在给药最初几天合用秋水仙碱或抗炎药，预防治疗初期的痛风发作②治疗期间痛风发作无需终止治疗③正在服用硫唑嘌呤、巯嘌呤或胆茶碱的患者禁用本品
丙磺舒	促尿酸排泄	0.25~0.5g/ 次 2 次 / 日	口服	①对磺胺类过敏，肾功能不全者，伴有肿瘤，使用细胞毒的抗癌药、放射治疗患者，消化性溃疡，肾结石禁用 ②不宜与水杨酸类药（如阿司匹林）同服 ③服用时应大量饮水（不少于 2.5L），并加服碳酸氢钠，防止尿酸盐在泌尿道形成尿结石 ④老年人需酌情减量。

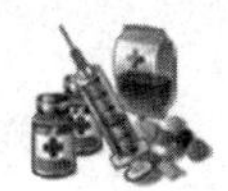

代表药物	作用机理	剂量	服药方法	注意事项
苯溴马隆	促尿酸排泄	50~100mg/次 1次/日	早餐后口服	①患有肾结石及肾小球滤过率低于20ml/min的患者禁用。② 痛风急性期过后才可使用；用药1－3周检查血清尿酸浓度③服药期间应多饮水，不少于1.5~2L每天。 ④ 孕妇，可能怀孕，哺乳期妇女禁用。
碳酸氢钠	碱化尿液	0.25~2.0g/次 3次/日	口服	①可能引起嗳气和胃酸增加。② 可加速阿司匹林的排泄。③ 可降低胃蛋白酶，VE的疗效。④ 孕妇，高血压慎用。

注：上表中药物剂量为常规剂量，具体用量请遵医嘱。

（五）糖尿病合并脂肪肝

由于疾病或药物等因素导致肝细胞内脂质积聚超过肝湿重的5%，称之为脂肪肝。其实简单来说就是肝脏中的脂肪含量超标了，而高血脂则是血液中的脂肪含量超标，两者要相互区别。糖尿病合并脂肪肝与糖代谢紊乱密切相关，此外还与高热量、高脂肪饮食及肥胖（尤其是腹型肥胖）相当。因此，在治疗方面，除了要严格控制血糖以外，还要调整生活方式，积极控制体重。

1. 如何识别脂肪肝的早期症状？

（1）轻度脂肪肝多无临床症状。

（2）中、重度脂肪肝有类似慢性肝炎的表现，可有食欲不振、疲倦乏力、恶心、呕吐、肝区或右上腹隐痛等。

（3）当肝内脂肪沉积过多时，可使肝被膜膨胀、肝韧带牵拉，而引起右上腹剧烈疼痛或压痛、发热、白细胞计数增多，此时应与急腹症相区别。

2. 糖尿病合并脂肪肝应如何处理?

（1）改善生活方式

① 糖尿病合并脂肪肝的病友应限制热量摄入，食用一些低糖、低脂肪、高蛋白、富含维生素的食物。如果总热量足够而蛋白质摄入不足，会加重脂肪肝的程度。

② 此外，还应增加运动，降低体重。比如慢跑、快走、骑自行车、上下楼梯、打羽毛球、跳绳和游泳等，有效地控制体重和缩减腰围，避免腹型肥胖的发生。

（2）选择合适的降糖药物

① 良好的血糖控制有助于肝内脂肪浸润的消退，糖尿病合并脂肪肝的病友在选择降糖药物时，应避免使用可能引起体重增加的磺脲类药物（格列**），首选双胍类、格列酮类、α－糖苷酶抑制剂（如阿卡波糖）等能够改善胰岛素抵抗的药物。有报道指出，二甲双胍不仅有减肥作用，而且可使已经形成的脂肪肝逆转。

② 如果患者肝功能不正常，转氨酶超过正常上限的3倍，则应换用胰岛素治疗，以避免增加肝脏的负担，加重肝损害。

（3）养肝护肝

① 除戒烟酒外，可适当补硒，对养肝护肝起到良好的作用。

② 如果治疗过程中出现了肝功能损害，可以选择加用水飞蓟素、维生素E、多烯磷脂酰胆碱等保肝药物，以促进肝病的康复。

（4）使用降脂药需权衡利弊

虽然糖尿病合并脂肪肝的病友大多血液中的甘油三酯含量也偏高，但是否应用降脂药物目前还有争议。多数学者认为，脂肪肝患者不宜服用降脂药物。这是因为降脂药物对血脂的分流与调节，主要是通过肝脏来完成的。只有在肝脏正常的情况下，降脂药物才能充分发挥作用。但是，对于脂肪肝患者，降脂药的作用因肝细胞受损而减弱，而其对肝脏的不良影响反而突出地表现出来。其不良反应是：使肝细胞内脂肪积聚加剧，导致肝脏肿大及肝功能受损，血清谷丙转氨酶升高，部分患者还可出现黄疸。因此，降脂药的使用需慎重。具体应由肝功能是否正常来决定。

（六）糖尿病合并胃轻瘫

糖尿病胃轻瘫又称糖尿病胃麻痹，是一种糖尿病常见的消化道慢性并发症，继发于糖尿病，由胃自主神经功能紊乱而引起胃动力低下。通常表现为腹胀，甚则餐后上腹部饱胀、恶心、呕吐等。本病严重影响患者的生活质量，并可导致不可预测的血糖波动，使病情恶化。这种疾病多发生于未经治疗、治疗不当或治疗不规则的糖尿病病友身上。通常糖尿病史 10 年以上才会发生胃轻瘫，大约 5%~12% 的糖尿病患者伴有胃轻瘫。

1. 如何识别胃轻瘫症状呢?

（1）胃灼热或胃食管反流

（2）恶心或呕吐食糜

（3）早饱

（4）腹胀或腹痛

（5）食欲降低

（6）体重减轻

2. 应该如何正确地处理?

（1）糖友如果出现频繁恶心、呕吐，应及时入院就诊，筛查是否为胃轻瘫。

（2）重视原发病的治疗。血糖水平的高低与胃排空的关系十分密切。糖友应将血糖控制在理想水平，这样可部分改善糖尿病胃轻瘫的胃排空延迟。合并有胃轻瘫的 2 型糖友选择胰岛素控制血糖的疗效优于口服降糖药物，而 1 型糖友可以选择胰岛素泵治疗。

（3）改善饮食习惯。低脂、低纤维、少食多餐（每日 6~8 餐），减轻胃肠压力。饮酒和吸烟可延缓胃排空，应戒烟酒，避免碳酸饮料。

（4）严重者无法正常进食，此时需行肠内营养或肠外营养。

（5）药物治疗。主要包括胃动力药和止吐药两类。常用药物：① 甲氧氯普胺（胃复安）：有增强胃动力和止吐的作用，能加快胃排空速度。但长期应用时易出现耐药性，机体对药物的敏感性降低。② 多潘立酮（吗丁啉）：与胃复安有类似的促胃动力和止吐效应，对中枢的影响较小，但可能引发心血管事件。③ 枸橼酸莫沙必利：新一代的全胃肠促动力药，有较好的近期和远期疗效，无药物耐受性，可用于糖尿病胃轻瘫的长期治疗。④ 抗组胺药和噻嗪类药物常作为止吐剂缓解胃轻瘫导致的呕吐症状。

（6）其他治疗手段。胃电刺激疗法可用于难治性胃轻瘫；针灸有良性双向调节作用，可以调整胃肠运动功能的亢进与减弱。其他方法治疗无效的顽固性胃轻瘫患者可考虑手术治疗。

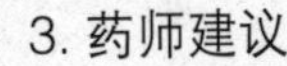

3. 药师建议

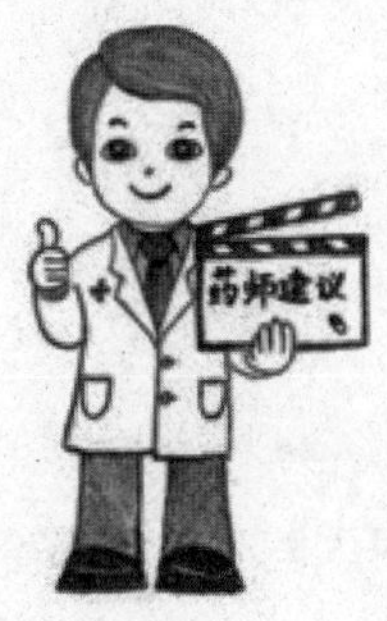

（1）由于胃轻瘫时，进食后对食物排空延迟，同样也不能将药物以正常的速度排出，这就会影响到降糖药作用的正常发挥，从而引起血糖的不稳定，因此，并发有糖尿病胃轻瘫的病友们，要适当调整口服降糖药物或胰岛素的给药时间。

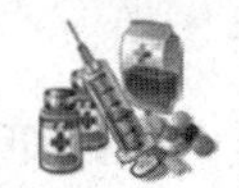

（2）糖尿病胃轻瘫的病友由于存在进食障碍，比较容易发生低血糖，尤其是使用口服降血糖药及胰岛素者，常在没有典型低血糖症状下就发生了低血糖，因此，身边的家属们要学会识别低血糖的表现，一旦发现患者由于饥饿出现有心慌、手抖、出汗、全身乏力时，应立即停用降糖药物，让其平卧休息，并给予甜食来缓解低血糖症状。

（3）采用摩腹疗法可以帮助防治胃轻瘫问题。排空小便、洗净双手，取仰卧位，双膝微曲、全身放松，左手按在腹部，右手叠放在左手上，按顺时针方向，按揉多次。按揉时，用力要适度，呼吸自然，以利于胃肠蠕动。

（4）调整饮食，饭后适量运动，如散步。

药师用药指导卡

代表药物	作用机理	剂量	服药方法	注意事项
甲氧氯普胺	加强胃肠道的蠕动和张力，促进胃排空，抑制恶心、呕吐	5~10mg/次 3次/日	餐前30分钟口服	①避光保存②与西咪替丁合用，间隔时间至少要1小时③孕妇不宜应用，小儿不宜长期应用
多潘立酮		10mg/次 3次/日	饭前15~30分钟口服	①当抗酸剂或抑制胃酸分泌药物（如奥美拉唑、雷尼替丁等）与本品合用时，前两类药不能在饭前服用，应于饭后服用②孕妇慎用，哺乳期妇女使用本品期间应停止哺乳③心脏疾病患者慎用

代表药物	作用机理	剂量	服药方法	注意事项
枸橼酸莫沙必利	加强胃肠道的蠕动和张力，促进胃排空，抑制恶心、呕吐	5mg/ 次 3 次 / 日	饭前或饭后口服	①孕妇及哺乳期妇女用药安全性未确定，应避免使用②服用一段时间（通常为 2 周），消化道症状没有改变时，应停止服用
异丙嗪	抗过敏，止吐	12. 5~25mg/ 次 2~3 次 / 日	饭后及睡前口服	服药期间不得驾驶或从事高空作业
米氮平	止吐	15~45mg/ 次 1 次 / 日	饭后口服	①服药期间不得驾驶或从事需较高注意力的工作②出现黄疸立即中止治疗

注：上表中药物剂量为常规剂量，具体用量请遵医嘱。

四、饮食调养——助降糖一臂之力

（一）糖尿病患者在饮食治疗上存在哪些误区？

1. 误区一：不吃主食，肉类随便吃多少

在 20 世纪 30 年代之前，西方医学界对糖尿病的营养治疗采用“饥饿疗法”，就是糖尿病患者基本不可以进食碳水化合物类的食物，比如饼干、米饭等，但是可以多进食高蛋白质和高脂肪食物。接着 20 世纪 50 年代，胰岛素被发现了，随即，营养治疗也发生了一些改变，“低碳水化合物和高脂饮食”成为主要的食物结构。可是，无论怎样控制，患者的并发症都会如期而至。

这是为什么呢？归根到底，还是因为当时糖尿病的营养治疗所用的膳食结构不合理。在人体的正常营养代谢中，碳水化合物多的主食是主要的热量来源，但是蛋白质和脂肪也是另外一个重要来源。

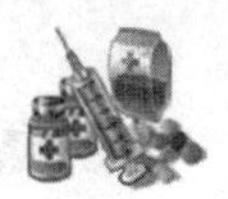

当碳水化合物供应热量不足时，使用蛋白质和脂肪进行能量供给就显得尤为关键了。如果膳食结构中所含碳水化合物的比例不足，首先会造成热量供给不足，血糖不易控制；其次，过多的摄入脂肪还会造成血脂代谢的紊乱，增加心脑血管疾病的风险。

那么是不是脂肪越少越好呢？也并非如此，如果脂肪摄入量过少，身体的许多机能就会受到影响，抵抗力下降，内分泌失调，甚至影响脂溶性维生素 A、D、E、K 的吸收和利用。

2. 误区二：膳食纤维有降糖、降脂、通便功效，因此只吃粗粮，不吃细粮

作为主食，不论粗粮、细粮，其含糖量非常接近，在 75% 左右。但小米和玉米富含膳食纤维，能减缓机体对葡萄糖的吸收，因此，摄入同量的粗粮和细粮，餐后转化成血糖的程度是有差异的。血糖居高不下的糖尿病患者，用粗粮代替部分细粮是可取的。但在通常情况下，选择粗、细粮没有实质上的区别。尚无足够证据证明，从自然膳食中摄取的等量混合型膳食纤维，具有降低血糖的临床意义。如果吃太多含有膳食纤维的粗粮，有可能增加胃肠道的负担，并影响其他营养素的吸收，时间长了可能造成营养不良。所以，无论吃什么都应该适度、平衡，选择主食也要粗细搭配。

3. 误区三：荤油要少吃，素油可以随意吃

不少患者知道动物油多吃有害，但单纯认为植物油有好处也是一个误区。相对来说，植物油比动物油好，但也不能随便吃。合理的膳食中油脂摄入根据其饱和程度分为饱和脂肪酸、单不饱和脂肪酸与多不饱和脂肪酸，其比例为 1:1:1，这样才会对人体有益。目前中国人的食物结构发生了很大变化，动物食品摄入量有较大上升，

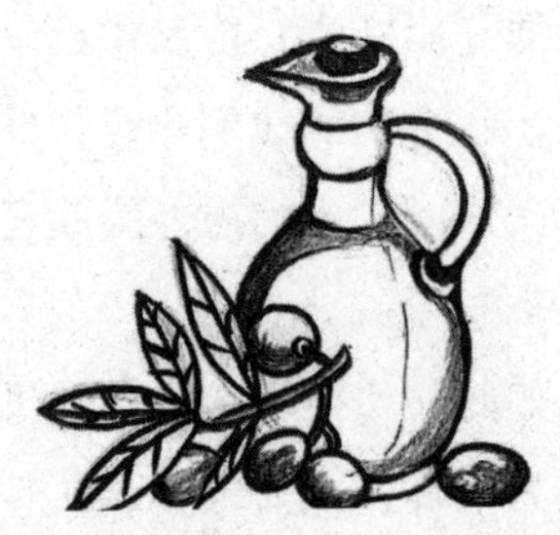

但即便是瘦肉也含 10% 左右动物脂肪。另外烹调油摄入急剧增加，很多人每天已经超过 50 克。脂肪摄入过多，是我国居民糖尿病、冠心病、血脂异常、高血压、高血黏、肥胖、脂肪肝、痛风等一系列胰岛素抵抗综合征的代谢性疾病增加的主要原因。营养专家已经提出，正常人每天植物油摄入量应在 20~25 克。糖尿病人及患有胰岛素抵抗综合征的病人应限制在 20 克以下，但不低于 10~15 克。

另外，植物油含不饱和脂肪酸高，在体内易氧化，产生过氧化物质和自由基。自由基损伤细胞膜，除加重糖尿病及其合并症外，也可引起脑血栓和心肌梗死等疾病，甚至可能诱发癌症。

4. 误区四：水果含糖多，绝对不能吃

水果中含有丰富的维生素、矿物质及膳食纤维，这些对糖尿病人都是有益的。水果中所含的糖分主要是果糖，此外还有少量葡萄糖及蔗糖，而果糖在代谢时不需要胰岛素参与，因此，糖尿病人在血糖控制良好的情况下，可以少量吃点糖分低、水分大的水果（如草莓、樱桃、柚子、西瓜等），最好安排在两餐之间或睡前吃，并将水果的热量计入在总热量之内，并从主食中扣除这部分热量，譬如吃 200 克苹果就要少吃 25 克主食。当然，在血糖控制欠佳时暂不宜进食水果，此时可将西红柿、黄瓜等蔬菜当作水果吃，等病情平稳后再做选择。

5. 误区五：含糖量越低越好、无糖食品最好

糖之于人体具有双重作用，一是过多则对人体发生毒性作用；

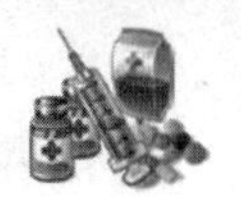

二则是供给人体生理代谢及病体康复的首要能量来源。对于病体而言，则更需要合理充足的能量供应，在糖尿病人饮食中糖提供的热量宜占总热量的 60% 左右，否则会影响病体生理代谢活动的供能及糖代谢组织、糖耐量的修复，甚至通过引起糖异生过多而产生酮症酸中毒等糖尿病急性并发症。因此以往的“吃糠咽菜”极端限制糖摄入的饥饿疗法很快被医界淘汰，而以真正不含任何碳水化合物的“无糖”食品为主食，更是不可取。

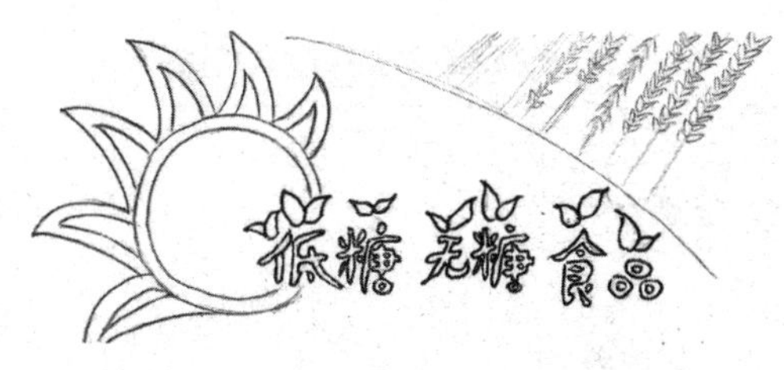

在现实生活中，实际上极难找到真正意义的“无糖”食物，因蔬菜及肉类均含有一定量的糖(碳水化合物)！所谓的“无糖食品”只是没有额外加入糖而已，甚至某些标有“无糖”字样的食品不但含糖，而且可能含糖量、热量及血糖指数还较高。如“无糖”的米面食品含糖量约在 60%~70% 以上；牛奶粉(全脂)含糖量 35%，热量 552 千卡；脱脂牛奶粉含糖高达 52%，热量 361 千卡。故不可盲目地不加限制地食用。糖尿病患者及其家属对于“无糖”概念应有清醒的认识，对“无糖”食品应理智地选择。“无纯糖”不等于“无糖”，市场上食品标示“无糖”是一种极易产生误导的不科学用语。总之，对于糖摄入量的控制要从血糖指数、糖供热比值、热量含量、含糖量几个重要因素全面、科学地把握。从糖供热比值的角度而言，食品中所含糖提供的热量宜占总热量的 60% 左右。饮食“含糖量越低越好、无糖更好”的观念不仅是错误的，也是极不科学的。

（二）糖尿病患者应该怎样吃？

1. 食物选择

膳食结构

膳食是食物的组合，提供多种营养成分，因此研究膳食结构与糖尿病的关系很重要。近年来有多种膳食结构被证明对糖尿病防治有益，主要是低碳水化合物饮食、低脂饮食、地中海饮食、美国预防和控制高血压的饮食方案（DASH 饮食）和素食。其中，限制能量的地中海饮食有助于降低糖尿病的发生风险，也能降低糖尿病患者心血管疾病的风险。所谓“地中海饮食”，是泛指希腊、西班牙、法国和意大利南部等处于地中海沿岸的南欧各国以蔬菜水果、鱼类、五谷杂粮、豆类和橄榄油为主的饮食风格。这种饮食结构有以下特点：

（1）以种类丰富的植物食品为基础，包括大量水果、蔬菜、土豆、五谷杂粮、豆类、坚果、种子。

（2）对食物的加工尽量简单，并选用当地、应季的新鲜蔬果作为食材，避免微量元素和抗氧化成分的损失。

（3）烹饪时用植物油（含不饱和脂肪酸）代替动物油（含饱和脂肪酸）以及各种人造黄油，尤其提倡用橄榄油。

（4）脂肪占膳食总能量的最多 35%，饱和脂肪酸只占不到 7%~8%。

（5）适量吃一些奶酪、酸奶类的乳制品，最好选用低脂或者脱脂的。

（6）每周吃两次鱼或者禽类食品（有研究显示鱼类营养更好）。

（7）一周吃不多于 7 个鸡蛋，包括各种烹饪方式。

（8）用新鲜水果代替甜品、甜食、蜂蜜、糕点类食品。

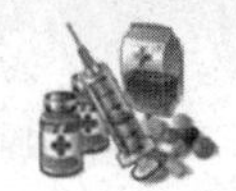

（9）每月最多吃4次红肉，总量不超过7到9两（340~450g），而且尽量选用瘦肉。

（10）适量饮用红酒，最好进餐时饮用，避免空腹。男性每天不超过两杯，女性不超过一杯。

（11）除平衡的膳食结构之外，地中海式饮食还强调：适量、平衡的原则，健康的生活方式，乐观的生活态度，每天坚持运动。

地中海饮食有哪些

（1）蔬菜、五谷杂粮、橄榄油

地中海沿岸各个国家饮食结构固有不同，但有一种蔬菜是各国的菜谱里都不会缺少的，那就是番茄。番茄可以抑制胆固醇的氧化，减少患心脏病的风险。番茄素的一个显著特点是抗癌，尤其对胃癌、结肠癌、直肠癌、前列腺癌等的预防非常有效。

五谷杂粮则包括小麦、大麦、燕麦、大米、稞麦、玉米等等。为了防止大量维生素、矿物质、纤维被破坏，加工烹饪的时候应尽量简化。用粗粮制成的面条和面包主要成分是碳水化合物。碳水化合物没有提供给人体更多的营养物质，但它被消化后转化成糖，为身体这架机器的正常运转注入了能量。

橄榄油是地中海饮食的核心。当地居民普遍有生吃橄榄的习惯，并用橄榄油作为食用油来烹饪、烘烤食品和调拌沙拉、蔬菜。橄榄油味道有点辛辣，富含不饱和脂肪酸.是非常健康的油脂，有助于降低胆固醇水平。胆固醇很容易沉积在动脉血管中，造成动脉硬化和阻塞。而橄榄油的另一好处是能使血液变稀，有助于防止形成微小的血液凝块，从而防止心肌梗死等心脏疾病的发生。轻榨优质橄榄油尤其富含有利健康的好脂肪、营养素和矿物质。

（2）种子（坚果、豆类等）

种子类食物，如坚果、豆类等，是健康脂肪、蛋白质和纤维的重要来源。它们丰富了地中海菜肴的美味与口感。豆类能缓慢、平稳地把糖分释放到血液中，只要每天摄取 25g 豆类蛋白，就可降低血液里的胆固醇和其他有害血脂如甘油三酯的含量，如果再配合低胆固醇和低饱和脂肪饮食，则可降低心脏病的发病率。坚果由于热量很高，应适量摄取。

（3）香料

香料的运用可以改善食物色香味，同时减少烹饪中油盐的用量，使菜肴变得清淡健康。同时，香料本身富含广谱抗氧化剂。添加大量多样的香料是地中海美食的一大特色。常吃大蒜对减少高血压发病率的概率在 1/3 以上。大蒜最显著的好处是能降低胆固醇水平、降低血压和血液黏稠度。而高胆固醇、高血压和高血黏度正是心脏病的三大元凶。

（4）酸奶、奶酪

每日少量适量吃些酸奶或奶酪也是地中海膳食的一个特点。该类食品中的钙能促进骨骼健康。低脂脱脂的乳制品也降低了该类食品中原有脂肪带来的副作用。

（5）鱼虾等海鲜

鱼虾等海鲜可以给食用者提供大量健康的蛋白质。金枪鱼、鲱鱼、沙丁鱼、三文鱼、鳊鱼富含对心脏有益的亚麻脂酸（ω3 脂肪酸），有助于降低血液黏稠度和血压，保持正常的心律，提高有益的高密度脂蛋白的水平。科学研究发现，如果人体摄入较多的 ω3 脂肪酸，能够大大降低心脏病发病的风险和预防心跳停止导致的猝死，对关节炎、抑郁症等疾病的发生也有很好的控制作用。含有类似营养的贝壳类海鲜有：蚌、蛤、虾等。烹调鱼虾时应少用面糊油炸。痛风及高尿酸患者需要限量。

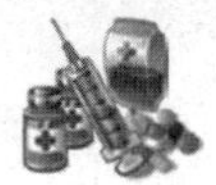

（6）鸡蛋

是优质蛋白质的主要来源，尤其适合不吃肉的人。

（7）猪肉、牛肉、羊肉（统称为红肉）

地中海地区居民只吃少量红肉，并主要吃瘦肉。与红肉不同，家禽富含蛋白质而少含饱和脂肪酸，所以更健康。肉馅的肥瘦肉比例最好是 1:9。

（8）红酒

红酒对心脏有益是大家公认的。但饮酒要适量，男性每天不超过两杯，女性不超过一杯。而且饮酒时要保持愉快、豁达的心情。还要特别注意的是，某些药物和酒精产生化学反应，此时是否能饮酒要遵医嘱。

（9）水

生命之源。每天适量饮水有益于保护身心健康、保持好的心情、保证精力充沛。对水的需求因人而异。每个人应该根据自身体重、运动量等情况决定饮水量。糖尿病患者应适当增加饮水量。

有证据表明，各类膳食结构均可应用于糖尿病的管理，但没有一个能符合所有糖尿病患者的“理想”的膳食结构。目前我国推荐糖尿病患者采取平衡膳食，能量摄入应符合体重管理目标，其中 45%~60% 来自碳水化合物，25%~35% 来自脂肪，15%~20% 来自蛋白质。在保证宏量营养素的供能比适当的前提下，可结合患者的代谢目标和个人喜好制定个体化的膳食结构。

降糖食材

（1）番石榴有一定的调节血糖的作用，而且石榴叶比鲜果更好。动物实验证明，石榴叶中有效成分为黄酮苷，该物质对胰岛素水平无明显改善。因此，推测它不是通过改善胰岛功能，是通过提高机体周围组织对葡萄糖的利用率来调节血糖的。因此，糖尿病患者长期用石榴叶煎水代茶饮是有益的。

（2）苦瓜中的“苦瓜素”有降糖作用，但是需要提纯后的大剂量作用才比较明显，单纯吃苦瓜只有辅助治疗作用。并且要因人而异，脾胃虚寒的人，女性生理期以及妊娠期不宜吃苦瓜。

（3）鳝鱼中含有“黄鳝鱼素 A”和“黄鳝鱼素 B”，这两种物质具有恢复调节血糖正常生理功能的作用。实验证明，黄鳝鱼素具有显著的类胰岛素降血糖作用。因此，糖尿病患者经常食用鳝鱼是有益的，最好不要红烧。

（4）银耳含丰富的膳食纤维，且热能较低。银耳含有丰富的银耳多糖，它对胰岛素降糖活性有明显影响。动物实验表明，银耳多糖可以影响胰岛素活性，将胰岛素在体内的作用时间从 3~4 小时延长至 8~12 小时，使其更好地发挥作用。

（5）桑叶、桑葚许多报道称桑叶、桑葚有辅助治疗糖尿病的作用。它含有调节血糖作用的桑叶总多糖，用桑叶泡茶饮用，有条件的糖尿病患者不妨一试。

（6）此外，辣椒、胡萝卜、大蒜能降低血糖，而茶叶、荷叶、玉米须、鲫鱼、鳅鱼、绿豆等对改善糖尿病患者多饮、烦渴等症状有一定疗效。麦麸、魔芋精粉、海带、石花菜等富含膳食纤维的食物也有间接调节血糖的作用。

水果、饮料的选择

新鲜水果除了可以提供丰富的维生素，还含有大量对人体有益的植物化学物。但水果中往往含糖量较高，对血糖的影响较大。糖尿病人选择水果应以含糖量较低的苹果、梨、柑橘、柚子、草莓、猕猴桃等为主。并且水果应在两餐之间吃，可以将血糖的波动控制在最小范围内。

我们知道水是构成人体的主要成分，新生儿体内 80% 都是水。

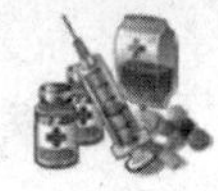

虽然随着年龄的增长，人体水分含量会逐渐下降，成人体内水含量还是在 55% 左右，仍然占体重的一半以上。由于糖尿病会有尿量增多的症状，糖尿病病人会通过减少饮水来控制尿量。其实，多尿的主要原因是血糖的升高超过了肾脏重吸收能力，尿液浓度增加从身体中带走了更多水分。如果减少饮水量会使血液中丢失的水分得不到补充，导致身体缺水。所以糖尿病病人更应该注意补水，成人一天最少应喝 1600ml 水，即 8 个普通玻璃杯，多喝点白开水、淡茶水、柠檬水，少喝或不喝高糖、高热量的饮料。

2. 就餐习惯

糖尿病患者应尽量保持血糖的平稳，避免较大波动，尤其是使用降糖药物和胰岛素的患者，降糖不可急功近利。为了降糖而盲目节食或某一顿饭不吃都是不可取的，不规律的饮食不利于医生调整药物的剂量，还会引起低血糖的发生。所以饮食应定时、定量，合理加餐。进餐时间方面建议早餐在 6:30~8:30，午餐 11:30~13:30，晚餐 18:00~20:00，在此基础上最好能将正餐中的部分主食作为加餐，在两餐之间食用，可以更好地缓解正餐后的血糖压力。平时吃饭要细嚼慢咽，每餐只吃七八分饱。

外出旅游时运动量比平时会有很大增加，服用降糖药物或胰岛素的患者，如果服药后没有按时吃饭或进食量比平时减少都很容易引起低血糖的发生。严重时会导致低血糖昏迷造成二次伤害，甚至危及生命。所以糖尿病患者外出旅行时更应注意按时进餐，此外还应随身携带糖果、巧克力等，以备低血糖发生时及时补充。

在饭店就餐尤其是过年过节、朋友聚餐时应注意尽量选择清淡少油、少盐的菜，并以蒸、煮、焯、涮、凉拌等烹调方式为好。尽量避免油炸、油煎、烤制、熏制的食物。注意多食用绿叶蔬菜，肉类以鱼、虾、贝类等为主，鸡、鸭肉次之，避免排骨、肘子、牛腩等过油的肉类。有人发现饮酒后血糖水平较低，于是认为酒精可以降低血糖。其实这是酒精进入人体后扰乱了正常能量代谢，再加上饮酒后往往不吃主食，于是造成了血糖反应较低的假象，饮酒控血糖实在不可取，糖尿病患者应该尽量避免饮酒。

3. 烹调方法

随着我国居民生活水平提高，美味的食物补充了优质蛋白的同时也带来更多的脂肪。再加上烹调用油量大增，不知不觉中我们的脂肪摄入量也有了很大增加。另一方面，2002 年中国居民营养与健康状况调查显示，我国城乡居民每日食盐摄入量为 12g，这一数据大大超过《中国居民膳食指南》推荐每日食盐摄入量不超过 6g 的限量。所以糖尿病患者在日常饮食中应注意减少动物脂肪、烹调用油、食盐、腌菜、酱菜、酱油、精制糖、蜜饯类食品和甜饮料等。限制盐和烹调油的使用量可以循序渐进，饮食习惯是从小养成的，突然的改变往往会不适应，建议广大糖尿病患者使用专用的限盐勺和油壶来控制食盐和油的摄入量。

总体来说，糖尿病人的烹调原则有下列几点：

（1）不腻：

糖尿病患者的饮食宜以清淡为主，不可过于油腻。即低脂饮食，

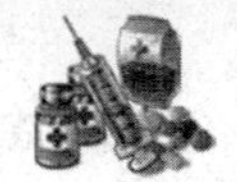

少用油脂类。这些食品含有大量饱和脂肪酸，它能使你的血脂、血黏度升高，促使或加重动脉硬化；而且由于脂肪所产生的热量是糖、蛋白的1倍多，一是可直接引起肥胖，二是产生和加重胰岛素抵抗，间接地影响血糖。因此，糖尿病患者，不吃油腻的食物，特别是含有动物油脂类多的食物，如油炸食品、动物油脂制作的食物等。

（2）不咸：

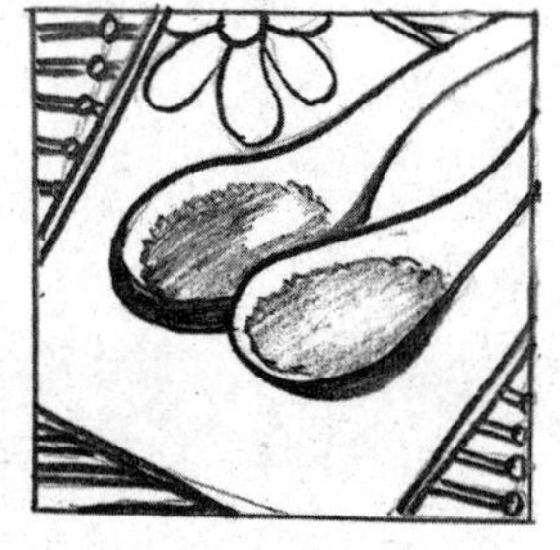

即低盐饮食。做菜应少放盐，吃得过咸不但可引起血容量增加而致血压升高，加重肾脏、眼底及心脏负担，促使或加重血管并发症，一般1天不超过6g，不吃腌制的菜食。

（3）不辣：

尽量不吃辛辣刺激性食物。如较辣的辣椒、胡椒、芥末、花椒等，这些食物可致糖尿病朋友“三多一少”的症状加重，又可助热生火，从而违背了中医糖尿病“阴虚燥热”的病机治则，对糖尿病危害很大。

以下几种烹饪方法值得推荐：

（1）汆　将小型原料置于开水中快速致熟的烹调方法，多用于制作汤菜。汆法有两种形式：一种是先将汤和水用火煮，再投菜料下锅，加以调味，不勾汁，水一开即起锅，如“汆丸子”。另一种是先将原料用沸水烫熟后捞出，放在盛器中，再将已调好味的、滚开的鲜汤倒入盛器内一烫即成。这种汆法称汤爆或水爆，如“三片汤”。

汆的特点：汤多清鲜，菜肴脆嫩。

（2）涮　涮也是汆的一种类型，用火锅将水烧沸，把切成薄片的主料投入其中，致熟供食。涮片蘸上调料，边涮边吃。一般植物性、动物性的原料均可选用，如“涮火锅”。

涮的特点：操作方便，品种多样，少油少盐。

（3）蒸　蒸是以蒸汽为传导加热的烹调方法，使用比较普遍。它不仅用于蒸菜肴（如蒸茄子、清蒸鱼），还可用于原料的初步加工和菜肴的保温回笼等。

蒸的特点：原汁原味，嫩香可口。

（4）熬　将小型原料加汤水或调味品（葱、姜、料酒）用火慢煮致熟的烹调方法。原料可用蔬菜、豆腐、米类、豆类及动物类食物，最好将其切成片、块、丁、丝、条等形状，便于熟透入味，如白菜熬豆腐。

熬的特点：操作简单，原料酥烂，有汤有菜。

（5）拌　拌菜是用调料直接调制原料成菜的烹调方法。一般是将生料或熟料（多为动物性食品）切成较小的块、丝、条、片等形状。拌菜的调味品，主要是酱油、醋、香油、虾油、芝麻酱等，以个人口味而定。常见的拌菜有凉拌黄瓜、凉拌粉皮。

拌菜多现吃现做。但要注意消毒，保持卫生，防止因饮食不洁导致疾病的发生。

拌的特点：营养丰富，口感鲜嫩，清凉爽口。

（6）炒　炒是一种用少油旺火翻炒原料成菜的烹调方法。适用于各类烹调原料，原料要求加工成片、块、丁、丝、条状，以利原料快速成熟。注意炒制时油量要少，如干煸扁豆、清炒虾仁。

炒的特点：软嫩适宜，咸香适口。

（7）焖　焖是将食物经过煎、煸初步熟处理后，加调料小火长时间焖烧，收汁而成的一种烹调方法，如黄焖牛肉、黄焖仔鸡。

焖的特点：菜肴酥烂，汁浓味厚。

（8）烧　在少量油中，将生食物加上调料煸炒，等颜色变深以后再放入调味品和汤或水（水多于原料的 1/4)，用温火烧至酥烂，

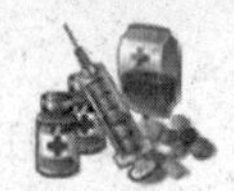

最后在旺火上使汤汁浓稠，稍加明油即成。

烧的另一种做法是在生食物中加上调料和水先煮一开，然后在微火上烧烂即成。避免使用上糖色的红烧法。

烧的特点：味道醇厚，咸香味美。

（9）煮　指食物在开水中煮熟食物的方法，如煮牛肉、煮鸡。

煮的特点：有汤有菜，口味清鲜，不勾芡，汤汁多。

（10）炖　炖是将原料加水，大火烧开后改用小火，加热至原料酥而汤汁醇厚的一种烹调方法，如清炖牛肉、清炖母鸡。

炖的特点：味道醇厚，鲜香可口。

另外提醒，“粗”粮不要细作，这是因为，粮食在精加工过程中，不仅会损失一些营养素，同时由于研磨颗粒变细，更利于吸收。在厨房要“懒”点，蔬菜能不切就不切，豆类能整粒吃就不要磨。一般薯类、蔬菜等不要切得太小或成泥状。宁愿多嚼几下，肠道多运动，对血糖控制有利。

（三）糖尿病患者可以抽烟喝酒吗?

吸烟对糖尿病患者的危害

“吸烟有害健康”并非口号，专家指出，烟不离口对血糖控制有害无利，可能引发糖尿病足等并发症，严重者要截肢，糖尿病人最好借此机会戒烟。据了解，烟草中的烟碱会刺激人体肾上腺素分泌，直接引起血压升高和血糖波动。此外，烟草中的尼古丁可引起交感神经系统兴奋，导致儿茶酚胺和其他升糖激素释放增多，而儿茶酚胺会减弱人体胰岛素的作用。美国糖尿病学会的研究指出，几乎所有需要截肢的糖尿病人都是吸烟者。还有研究显示，吸烟会引起血糖水平升高，同时降低胰岛素敏感性，这可能与尼古丁、一氧化碳或者吸烟产生的其他化学物质直接影响有关。除了对血糖的影响，吸烟还会损害糖友的呼吸道、胃黏膜；增加血液黏稠度，加重心血管和微血管病变；引起末梢血管循环不畅，大大增加末梢神经炎、脉管炎、足部溃疡等慢性并发症的发生。吸烟对健康的危害显而易见，对糖尿病人而言更是一种慢性自杀。专家建议，糖尿病人不管病程多长，病情轻重，戒烟对病情一定有好处，如果平时吸烟量比较大，不能一下子完全戒掉，可以逐渐减量，也可以到大医院的戒烟门诊寻求专业指导。

酗酒对糖尿病患者的危害

（1）空腹饮酒容易发生低血糖。酒精可以抑制肝脏的糖原异生及糖原分解反应，使血糖自动调节机制受损，还可抑制降糖药物的分解与排泄，因此，空腹饮酒很容易导致低血糖的发生，尤其是对口服磺脲类降糖药或注射胰岛素治疗的患者更是如此。

（2）饮酒往往会打乱糖尿病患者的正常饮食（过饱或饥饿）和用药，从而导致血糖波动和失控。例如，有的患者在饮酒同时吃进许多食物，由于酒精本身含有较高的热量，这势必造成总热量摄入过多，致使血糖升高。

（3）酗酒能引起脂代谢紊乱，导致脂肪肝。饮酒可使患者血脂（主要是三酰甘油及低密度脂蛋白）升高，加快肝脏中的脂肪合成和堆积，导致脂肪肝甚至肝硬化。另外，血脂升高，还能促进血管壁发生硬化。

（4）乙醇能直接损坏胰腺，使原本受损的胰腺功能再遭重创，雪上加霜。

（5）糖尿病患者常伴有高尿酸血症，饮酒可使血尿酸进一步升高，容易诱发或加重痛风。

（6）糖尿病患者过量饮酒，可造成酒精性酮症酸中毒，严重

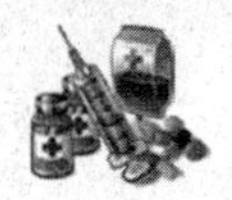

的甚至危及生命。由此可见，糖尿病患者饮酒危害多多，绝不可放纵豪饮。

有下列情况之一者应当禁酒：

（1）血糖控制差，忽高忽低。

（2）近期内经常发生低血糖。

（3）有严重的糖尿病急、慢性并发症。

（4）伴有脂肪肝或肝功能异常。

（5）高脂血症。

（6）高尿酸血症。

糖尿病患者饮酒的注意事项：

不推荐糖尿病患者饮酒，如饮酒则需计入全日总能量，具体摄入量可参考：

（1）要严格限量。每次饮酒量以 1 个酒精单位（含 380kJ 的热量）为限，大约相当于啤酒（含 4% 酒精）400ml，或葡萄酒（约含 10% 酒精）150ml，或 30 度白酒 50ml。每周饮酒不宜超过两次。

（2）不能空腹饮酒。因为空腹饮酒可导致严重低血糖。

（3）尽量选择酒精度数低的酒，如葡萄酒、啤酒等，高度烈性白酒应当禁饮。

（4）酒的热量应在碳水化合物的热量中扣除，如饮一个酒精单位的啤酒（约合一听）应减 25g(半两）主食。要尽量使每日摄入的热量以及各种营养成分的比例保持相对恒定，要避免进食不足及过量。

（5）要注意监测血糖，适当调整降血糖药物用量。

（四）糖尿病患者需要补充哪些营养?

糖尿病会使人体内的某些营养流失，而对饮食的控制也会使一些营养摄入不足，因此糖尿病人需要有意识地补充某些营养，以维持机体营养均衡。

1. 脂肪

（1）膳食中由脂肪提供的能量不超过饮食总能量的 30%。

（2）应增加植物脂肪占总脂肪摄入的比例。

（3）饱和脂肪酸摄入量不应超过饮食总能量的 10%，尽量减少反式脂肪酸摄入。单不饱和脂肪酸是较好的膳食脂肪来源，在总脂肪摄入中的供能比宜达到 10%~20%。多不饱和脂肪酸摄入不宜超过总能量摄入的 10%。

（4）膳食中宜增加富含 ω-3 多不饱和脂肪酸的植物油。推荐每周吃鱼 2~4 次（尤其是 ω-3 多不饱和脂肪酸含量丰富的鱼，如沙丁鱼，三文鱼，金枪鱼，凤尾鱼、虹鳟鱼等）。

（5）食物中胆固醇摄入量 < 300mg/d。

2. 碳水化合物

（1）膳食中碳水化合物所提供的能量应占总能量的 50%~60%。对碳水化合物的计量、评估或体验是血糖控制的关键环节。

（2）低血糖指数食物有利于血糖控制。

（3）糖尿病患者适量摄入木糖醇和非营养性甜味剂是安全的。但是过多蔗糖分解后生成的果糖或添加过量果糖易致甘油三酯（TG）合成增多，使体脂积聚。

（4）每日定时进餐，尽量保持碳水化合物均匀分配。

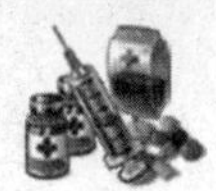

3. 蛋白质

（1）肾功能正常的糖尿病个体，推荐蛋白质的摄入量占供能比的15%~20%，保证优质蛋白质摄入超过50%。植物来源的蛋白质，尤其是大豆蛋白， 相比动物蛋白更有助于降低血脂水平。有研究显示，膳食中增加乳清蛋白的摄入有助改善糖代谢，减轻体重。

（2）有显性蛋白尿的患者蛋白质摄入量宜限制在每日每千克体重0.8g。从肾小球滤过率（GFR）下降起，应实施低蛋白饮食，推荐蛋白质入量每日每千克体重0.6g，为防止发生蛋白质营养不良，可补充复方α-酮酸制剂。

（3）单纯摄入蛋白质不易引起血糖升高，但可能增加胰岛素分泌反应，类似低血糖反应。不建议超重或肥胖人群使用高蛋白质膳食长期应用。

4. 膳食纤维

豆类、富含纤维的谷物类（每份食物≥5g纤维）、水果、蔬菜和全麦食物均为膳食纤维的良好来源。糖尿病患者膳食纤维摄入可高于健康成年人推荐摄入量， 推荐25~30 g/d或10~14 g/1 000 kCal。

5. 盐

（1）食盐摄入量限制在每天6g以内，合并高血压患者更应严格限制摄入量。

（2）同时应限制摄入含盐高的食物，例如味精、酱油、盐浸等加工食品、调味酱等。

6. 维生素

（1）尚无明确证据表明无维生素缺乏的糖尿病患者大量补充维生素会产生代谢益处，不推荐常规大剂量补充维生素 。

（2）维生素D缺乏与糖尿病发生有关， 但无证据表明在糖耐量受损（IGT）的患者补充维生素D能预防糖尿病发生。

（3）不建议常规大量补充抗氧化维生素，例如维生素 E、C 和胡萝卜素，且需考虑其长期安全性。

（4）烟酸不能减少糖尿病发生，但对已确诊糖尿病的患者补充烟酸具有调节血脂、降低血磷等作用。

（5）补充 B 族维生素，可改善糖尿病神经病变。

（6）补充 300~600 mg 的 α- 硫辛酸，可改善神经传导速度及周围神经症状。

（7）联合补充维生素 C 和 E 及镁、锌可能助于糖尿病患者的血糖控制，并改善肾小球功能，降低血压；但联合补充维生素 C、E 并不能降低 1 型糖尿病孕妇发生先兆子痫的风险。

（8）长期服用二甲双胍者增加维生素 B_{12} 缺乏风险，推荐此类患者常规补充维生素 B_{12}。

7. 无机盐及微量元素

（1）基于现有证据，适量补充微量营养素可提高 2 型糖尿病患者免疫功能，减少一般感染的发生。

（2）限制糖尿病患者食盐摄入量可明显降低血压，其效果接近于单用降压药物的控制水平。

（3）糖尿病患者缺乏钙及维生素 D 可能对血糖产生负面影响，联合补充可有助于改善糖代谢。

（4）在心血管病的初级预防研究中，对于已经有足够硒摄入者若再额外补充，可能会增加 2 型糖尿病的患病风险。

（5）常规补充铬是否有益于糖尿病患者目前尚有争议。在有铬缺乏的糖尿病或肥胖症患者，补充铬可能有益。

（6）铁摄入过量可能引发或加剧糖尿病及其并发症的发生，但从孕 16 周开始到分娩补充铁剂并不增加 GDM 的风险。

（7）未得到控制的糖尿病容易发生微量元素缺乏，在某些人

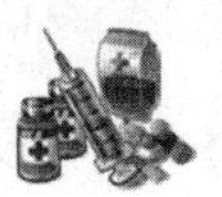

群中，如幼儿、老年人、孕妇、 严格的素食者和严格限制饮食的肥胖者、糖尿病手术者可能需要补充部分微量元素。

（8）膳食摄入足够锌可降低空腹血糖水平 。

（9）膳食摄入足够镁可有助于预防胰岛素抵抗及 2 型糖尿病 。

8. 植物化学物

【专家推荐意见】

（1）糖尿病合并高脂血症患者膳食中每日补充 2 g 植物固醇或甾烷醇酯，可降低血低密度脂蛋白（LDL-C）的水平， 并降低冠心病的发病风险 。

（2）大豆异黄酮能够改善绝经后 2 型糖尿病患者的胰岛素抵抗、血糖控制和血浆脂蛋白水平， 从而降低其患冠心病风险 。

（3）每日摄入 500 mg 的多酚类物质，可使 2 型糖尿病患者发生心脑血管疾病的风险下降 5%； 2 型糖尿病患者可适量摄入茶多酚或绿茶提取物 。

（4）花青素和富含花青素食物的摄入与糖尿病发生呈负相关。

（五）什么是食品交换法?

中国人膳食营养宝塔中食物多样化，同类的食物可以交换，食物交换份是根据食物的来源、性质及所含营养成分的比例而分为 4 大类、8 小类，包括谷薯类、蔬菜类、水果类、大豆类、奶油、肉蛋类、坚果类和油脂类。

能够提供 90kCal 能量的各类食物重量，叫做一个食物交换份。也就是说各类食物每份提供 90kCal 能量，以便食物交换使用。制定食谱时，各类食品可以在糖尿病治疗原则允许的情况下，灵活互换。采用食物交换份进行膳食搭配，称为食物交换法。比如一个大鸡蛋可换成瘦肉 50g 或豆腐 100g，这样就可以避免糖尿病食谱过于单调。

附录 1 食品交换份表

根据所含类似营养素的量，把常用食物归为四类，即：

1. 含碳水化合物较丰富的谷薯类食物
2. 含维生素、矿物质和膳食纤维丰富的蔬菜、水果类
3. 含优质蛋白质丰富的肉、鱼、乳、蛋、豆及豆制品类
4. 含能量丰富的油脂、纯糖和坚果类食物

各类食品、每一个食物交换份中所含三大产能营养素的量，详见下表：

每一交换份食品的产能营养素含量表

组别	食品类别	每份质量（g）	能量（kCal）	蛋白质（g）	脂肪（g）	碳水化合物（g）	主要营养素
谷薯组	谷薯类	25	90	2.0	—	20.0	碳水化合物 膳食纤维
蔬果组	蔬果类	500	90	5.0	—	17.0	矿物质 维生素 膳食纤维
	水果类	200	90	1.0	—	21.0	
肉蛋组	大豆类	25	90	9.0	4.0	4.0	蛋白质 蛋白质
	奶类	160	90	5.0	5.0	6.0	
肉蛋组	肉蛋类	50	90	9.0	6.0		蛋白质
油脂组	坚果类	15	90	4.0	7.0	2.0	脂肪 脂肪
	油脂类	10	90	—	10.0	—	

注：1. 食品交换份分为四大类（八小类），表中列出了有关名称和三大产能营养素。

2. 90kCal 约合 376kJ

3. 资料来源于北京协和医院

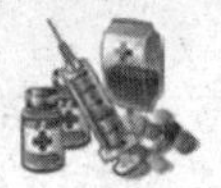

谷薯类食品的能量等值交换份表

食品名称	质量（g）	食品名称	质量（g）
大米、小米、糯米、薏米	25	干粉条、干莲子	25
高粱米、玉米渣	25	油条、油饼、苏打饼干	25
面粉、米粉、玉米面	25	烧饼、烙饼、馒头	35
混合面	25	咸面包、窝窝头	35
燕麦片、莜麦面	25	生面条、魔芋生面条	35
荞麦面、苦荞面	25	马铃薯	100
各种挂面、龙须面	25	湿粉皮	150
通心粉	25	鲜玉米（1个，带棒心）	200
绿豆、红豆、芸豆、干豌豆	25		

注：每份谷薯类食品提供蛋白质2g，碳水化合物20g，能量376kJ(90kCal)。根茎类一律以净食部分计算

蔬菜类食品的能量等值交换份表

食品名称	质量（g）	食品名称	质量（g）
大白菜 圆白菜 菠菜 油菜	500	白萝卜 青椒 茭白 冬笋	400
韭菜 茴香 茼蒿	500	倭瓜 南瓜 菜花	350
芹菜 苤蓝 莴笋 油菜薹	500	鲜豇豆 扁豆 洋葱 蒜苗	250
西葫芦 番茄 冬瓜 苦瓜	500	胡萝卜	200
黄瓜 茄子 丝瓜	500	山药 荸荠 藕 凉薯	150
芥蓝 瓢菜	500	慈姑 百合 芋头	100
蕹菜 苋菜 龙须菜	500	毛豆 鲜豌豆	70

鲜豆芽 鲜蘑 水浸海带	500		

注：每份蔬菜类食品提供蛋白质5g．碳水化合物17g．能量376kJ(90kCal)．每份蔬菜一律以净食部分计算

肉、蛋类食品能量等值交换份表

食品名称	质量（g）	食品名称	质量（g）
热火腿 香肠	20	鸡蛋（1大个 带壳）	60
肥瘦猪肉	25	鸭蛋 松花蛋（1大个 带壳）	60
熟叉烧肉（无糖）午餐肉	35	鹌鹑蛋（6个带壳）	60
熟酱牛肉 熟酱鸭 大肉肠	35	鸡蛋清	150
瘦猪 牛 羊肉	50	带鱼	80
带骨排骨	50	草鱼 鲤鱼 甲鱼 比目鱼	80
鸭肉	50	大黄鱼 黑鲢 鲫鱼	80
鹅肉	50	对虾 青虾 鲜贝	80
兔肉	100	蟹肉 水发鱿鱼	100
鸡蛋粉	15	水发海参	350

注：每份肉类食品提供蛋白质9g，脂肪6g，能量376kJ(90kCal)。除蛋类为市品重量，其余一律为净食部分计算

大豆类食品能量等值交换份表

食品名称	质量（g）	食品名称	质量（g）
腐竹	20	北豆腐	100
大豆	25	南豆腐（嫩豆腐）	150
大豆粉	25	豆浆	400
豆腐丝 豆腐干 油豆腐	50		

注：每份大豆及其制品提供蛋白质9g，脂肪4g，碳水化合物4g，能量376kJ(90kCal)。

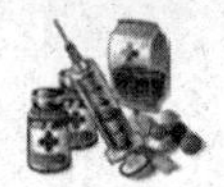

奶类食品能量等值交换份表

食品名称	质量（g）	食品名称	质量（g）
奶粉	20	牛奶	160
脱脂奶粉	25	羊奶	160
乳酪	25	无糖酸奶	130

注：每份奶类食品提供蛋白质5g，碳水化合物6g，能量376kJ(90kCal)。

水果类食品能量等值交换份表

食品名称	市品质量（g）	食品名称	市品质量（g）
柿子 香蕉 鲜荔枝	150	李子 杏	200
梨 桃 苹果	200	葡萄	200
橘子 橙子 柚子	200	草莓	300
猕猴桃	200	西瓜	500

注：每份奶类食品提供蛋白质5g，碳水化合物6g，能量376kJ(90kCal)。

油脂类食品能量等值交换份表

食品名称	质量（g）	食品名称	质量（g）
花生油 香油（1汤匙）	10	猪油	10
玉米油 菜油（1汤匙）	10	牛油	10
豆油（1汤匙）	10	羊油	10
红花油（1汤匙）	10	黄油	10

注：每份油脂类食品提供脂肪10g，能量376kJ(90kCal)。

不同能量所需的各类食品交换份数

能量（kCal）	交换单位（份）	谷薯类		蔬果类		肉蛋类		豆乳类			油脂类	
		质量（g）	单位（份）	质量（g）	单位（份）	质量（g）	单位（份）	豆浆量（g）	牛奶量（g）	单位（份）	质量（g）	单位（份）
1200（1287）	14	150	6	500	1	150	3	200	250	2	2汤匙	2
1400（1463）	16	200	8	500	1	150	3	200	250	2	2汤匙	2
1600（1639）	18	250	10	500	1	150	3	200	250	2	2汤匙	2
1800（1815）	20	300	12	500	1	150	3	200	250	2	2汤匙	2
2000（1991）	22	350	14	500	1	150	3	200	250	2	2汤匙	2

注：1. 表中括号中的数字为计算所得值，所列的数据取整数，以便于计算。

2. 本表所列饮食并非固定模式，可根据就餐的饮食习惯，并参照有关内容加以调整。

3. 配餐饮食可参看各类食物能量等值交换表，做出具体安排。

瘦肉 50g= 鸡蛋 1 个 = 豆腐干 50g= 北豆腐 100g；

牛奶 250g= 瘦肉 50g+ 谷类（10 ~ 12g）或豆浆 400g；

水果 1 个交换单位 = 谷类 1 个交换单位。

表 10 所列为体重 60Kg 的个体，在各种活动状态下，消耗 376kJ (90kCal) 能量所需要的时间，供参考。

消耗 376kJ(90kCal) 能量的体力活动所需要的时间（以 60Kg 体重计）

活动内容	时间（分）	活动内容	时间（分）
睡眠	80	步行 跳舞 游泳	18~30
静坐 写字 读书	50	体操 购物 上下楼 熨衣	25
手工缝纫 拉手风琴	50	打高尔夫球 钓鱼	25

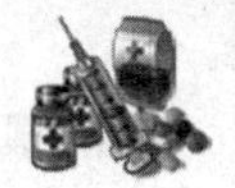

活动内容	时间（分）	活动内容	时间（分）
打字 组装收音机	45	骑自行车	15~25
弹钢琴 剪裁衣服 打台球	40	打乒乓球 打排球	20
办公室工作	35	打羽毛球 打网球	15
穿衣 铺床 扫地	30	长跑 爬山	10
烹饪 机器缝纫 木工	30	耕地 找篮球 踢足球	10

利用食物交换份法编制食谱举例：

某成人全天需能量 5.86MJ（1400kCal），利用食物交换份法为其配餐。

查表（P126），5.86MJ（1400kCal）共需 16 个食物能量等值交换份，其中谷薯类食物 8 个交换份，蔬菜类食物 1 个交换份，肉蛋类食物 3 个交换份，豆类食物 0.5 个交换份，乳类食物 1.5 个交换份，油脂类 2 个交换份。

具体到每类食物的选择上，则应吃谷类食物 200g，蔬菜类安排 500g，肉蛋类食品可选用大鸡蛋 1 个、瘦猪肉 50g，豆类选豆腐 100g，乳类选牛奶 1 袋（250g），油脂选用植物油 20g，把这些食物安排到一日三餐中，即完成了配餐。食谱如下：

早餐：牛奶（1 袋 250g）
　　　葱花卷（含面粉 50g，青菜 50g）
午餐：大米饭（生米量 75g）
　　　鸡蛋炒菠菜（含菠菜 100g，鸡蛋 1 个）
　　　肉丝炒豆芽（含瘦肉丝 25g，豆芽 150g）
晚餐：肉丝青菜面条（含肉丝 25g，青菜 50g，挂面 75g）
　　　番茄烩豆腐（番茄 150g，豆腐 100g）
全天烹调油控制在 20g 即可。

附录 2　食物血糖生成指数表

食物血糖生成指数表

食品种类	GI(%)	食品种类	GI(%)
混合膳食		**四季豆**	
1. 猪肉炖粉条	16.7	104. 四季豆	27
2. 饺子（三鲜）	28	105. 高压处理的四季豆	34
米饭＋菜		106. 四季豆罐头（加拿大）	52
3. 米饭＋鱼	37	**绿豆**	
4. 米饭＋芹菜＋猪肉	57.1	107. 绿豆	30
5. 米饭＋蒜苗	57.9	108. 绿豆挂面	31
6. 米饭＋蒜苗＋鸡蛋	67.1	**利马豆**	
7. 米饭＋猪肉	73.3	109. 利马豆＋5 克蔗糖	30
8. 硬质小麦粉肉馅馄饨	39	110. 利马豆（棉豆）	31
9. 包子（芹菜猪肉）	39.1	111. 利马豆＋10 克蔗糖	31
馒头＋菜		112. 冷冻嫩利马豆（加拿大）	32
10. 馒头＋芹菜炒鸡蛋	48.6	113. 利马豆＋15 克蔗糖	54
11. 馒头＋酱牛肉	49.4	114. 粉丝汤	31.6
12. 馒头＋黄油	68	115. 干黄豌豆（煮，加拿大）	32
13. 饼＋鸡蛋炒木耳	52.2	116. 裂荚的老豌豆汤（加拿大）	60
14. 玉米粉＋人造黄油	69	117. 嫩豌豆汤罐头（加拿大）	66
15. 牛肉面	88.6	**鹰嘴豆**	
谷类杂粮		118. 鹰嘴豆	33
大麦		119. 咖喱鹰嘴豆罐头（加拿大）	41
16. 大麦粒（煮）	25	120. 鹰嘴豆罐头（加拿大）	42
17. 大麦粉（煮）	66	**青刀豆**	

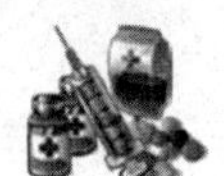

食品种类	GI（%）	食品种类	GI（%）
18. 整粒黑麦（煮）	34	121. 青刀豆（加拿大）	39
19. 整粒小麦（煮）荞麦	41	122. 青刀豆罐头	45
20. 荞麦方便面	53.2	123. 黑眼豆	42
21. 荞麦（煮）	54	124. 罗马诺豆	46
22. 荞麦面条	59.3	125. 黑豆汤（加拿大）	64
23. 荞麦面馒头	66.7	126. 黄豆挂面	66.6
玉米		*根茎类食品*	
24. 甜玉米	55	**土豆**	
25.（粗磨）玉米粉（煮）	68	127. 土豆粉条	13.6
26. 二合面窝头	64.9	128. 甜土豆（白薯、甘薯、红薯）	54
米饭		**白土豆**	
27. 黑米	42.3	129. 煮的白土豆	56
大米（即食大米）		130. 烤的白土豆	60
28. 即食大米（煮 1 分钟）	46	131. 蒸的白土豆	65
29. 即食大米（煮 6 分钟）	87	132. 白土豆泥	70
半熟大米		133. 油炸土豆片	60.3
30. 含支链淀粉低的半熟大米（煮，粘米类）	50	134. 用微波炉烤的白土豆	82
31. 含支链淀粉低的半熟大米（煮）	87	135. 鲜土豆	62
白大米		136. 煮土豆	66.4
32. 含支链淀粉高的白大米（煮，粘米类）	59	137. 土豆泥	73
33. 含支链淀粉低的白大米	88	138. 马铃薯（土豆）方便食品	83

食品种类	GI（%）	食品种类	GI（%）
34. 大米饭	88	139. 无油脂烧烤土豆	85
35. 小米（煮）	71	140. 雪魔芋	17
36. 糙米（煮）	87	141. 藕粉	32.6
37. 糯米饭	87	142. 苕粉	34.5
谷类食物—面条		143. 蒸芋头	47.9
意大利式细面条（通心面粉，实心，1.5－2.8mm 粗）		144. 山药	51
38. 强化蛋白质的意大利式细面条	27	145. 甜菜	64
39. 意大利式全麦粉细面条	37	146. 胡萝卜	71
40. 白的意大利式细面条（煮 15~20 分钟）	41	147. 煮红薯	76.7
41. 意大利式硬质小麦细面条（煮 12—20 分钟）	55	*牛奶食品*	
42. 线面条（通心面粉，实心，约 1.5mm）	35	**奶粉**	
43. 通心面（管状、空心、约 6.35mm 粗）（煮 5 分钟）	45	148. 低脂奶粉	11.9
硬质小麦扁面条		149. 降糖奶粉	26
44. 粗的硬质小麦扁面条	46	150. 老年奶粉	40.8
45. 加鸡蛋的硬质小麦扁面条	49	151. 克糖奶粉	47.6
46. 细的硬质小麦扁面条	55	**低脂酸乳酪**	
47. 面条（一般的小麦面条）	81.6	152. 低脂酸乳酪（加人工甜味剂）	14

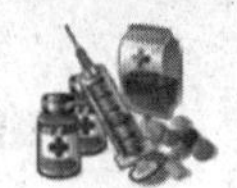

食品种类	GI(%)	食品种类	GI(%)
谷类食物—面包		153. 低脂酸乳酪(加水果和糖)	33
大麦面包		154. 一般的酸乳酪	36
48.75%—80%大麦粒面包	34	155. 酸奶	83
49.50%大麦粒面包	46	**牛奶**	
50.80%—100%大麦粉面包	66	156. 牛奶(加人工甜味剂和巧克力)	24
51. 混合谷物面包	45	157. 全脂牛奶	27
小麦面包		158. 牛奶	27.6
52. 含有水果干的小麦面包	47	159. 脱脂牛奶	32
53.50%—80%碎小麦粒面包	52	160. 牛奶(加糖和巧克力)	34
54. 粗面粉面包	64	161. 牛奶蛋糊(牛奶+淀粉+糖)	43
55. 汉堡包(加拿大)	61	**冰激凌**	
56. 新月形面包(加拿大)	67	162. 低脂冰激凌	50
57. 白高纤维小麦面包	68	163. 冰激凌	61
58. 全麦粉面包	69	**饼干**	
59. 白小麦面面包	70	164. 达能牛奶香脆	39.1
60. 去面筋的小麦面包	90	165. 达能闲趣饼干	39.1
61. 法国棍子面包	95	166. 燕麦粗粉饼干	47.1
62. 白小麦面包	105.8	167. 油酥脆饼(澳大利亚)	55
燕麦麸面包		168. 高纤维黑麦薄脆饼干	64
63.45%—50%燕麦麸面包	47	169. 营养饼	65.7
64.80%燕麦粒面包	45	170. 竹芋粉饼干	66

食品种类	GI（%）	食品种类	GI（%）
黑麦面包		171. 小麦饼干	70
65. 黑麦粒面包	50	172. 苏打饼干	72
66. 黑麦粉面包	65	173. 华夫饼干（加拿大）	76
谷类食物－熟食早餐		174. 香草华夫饼干（加拿大）	77
67. 稻麸	19	175. 格雷厄姆华夫饼干（加拿大）	74
68. 全麦维（家乐氏）	42	176. 膨化薄脆饼干（澳大利亚）	81
69. 燕麦麸	55	177. 米饼	82
70. 小麦片	69	**水果和水果产品**	
玉米片		178. 樱桃	22
71. 玉米片	73	179. 李子	42
72. 高纤维玉米片	74	180. 柚子	25
73. 玉米片	84	**桃**	
74. 可可米（家乐氏）	77	181. 鲜桃	28
75. 卜卜米（家乐氏）	88	182. 天然果汁桃罐头	30
粥		183. 糖浓度低的桃罐头（加拿大）	52
76. 玉米面粥	50.9	184. 糖浓度高的桃罐头	58
77. 玉米糁粥	51.8	**香蕉**	
78. 黑五类	57.9	185. 生香蕉	30
79. 小米粥	61.5	186. 熟香蕉	52
80. 大米糯米粥	65.3	**杏**	
81. 大米粥	69.4	187. 干杏	31
82. 即食羹	69.4	188. 淡味果汁杏罐头	64
83. 桂格燕麦片	83	189. 梨	36
面点		190. 苹果	36

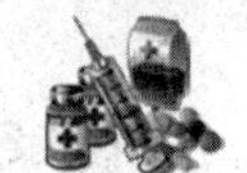

食品种类	GI(%)	食品种类	GI(%)
84. 爆玉米花	55	191. 柑	43
85. 酥皮糕点	59	**葡萄**	
86. 比萨饼（含乳酪，加拿大）	60	192. 葡萄	43
87. 蒸粗麦粉	65	193. 淡黄色无核小葡萄	56
88. 油条	74.9	194. （无核）葡萄干	64
89. 烙饼	79.6	195. 猕猴桃	52
90. 白小麦面馒头	88.1	196. 芒果	55
谷类食物—豆类		197. 巴婆果	58
大豆		198. 麝香瓜	65
91. 大豆罐头	14	199. 菠萝	66
92. 大豆	18	200. 西瓜	72
蚕豆		**果汁饮料**	
93. 五香蚕豆	16.9	201. 水蜜桃汁	32.7
94. 蚕豆	79	202. 苹果汁	41
扁豆		203. 巴梨汁罐头（加拿大）	44
95. 扁豆	18.5	204. 未加糖的菠萝汁（加拿大）	46
96. 扁豆	38	205. 未加糖的柚子果汁	48
豆腐		206. 橘子汁	57
97. 冻豆腐	22.3	**碳酸饮料**	
98. 豆腐干	23.7	207. 可乐	40.3
99. 炖鲜豆腐	31.9	208. 芬达软饮料（澳大利亚）	68
小扁豆		***糖及其他***	
100. 红小扁豆	26	**糖**	
101. 绿小扁豆	30	209. 果糖	23

食品种类	GI（%）	食品种类	GI（%）
102. 小扁豆汤罐头（加拿大）	44	210. 乳糖	46
103. 绿扁豆罐头（加拿大）	52	211. 蔗糖	65
		212. 蜂蜜	73
		213. 白糖	81.8
		214. 葡萄糖	100
		215. 麦芽糖	105
		其他	
		216. 花生	14
		217. 西红柿汤	38
		218. 巧克力	49
		219. 南瓜	75
		220. 胶质软糖	80

注：食物血糖生成指数（GI）是指50g碳水化合物的食物与相当量的葡萄糖在一定时间（一般为2小时）体内血糖反应水平的百分比值，反应食物与葡萄糖相比升高血糖的速度和能力，也就是GI值越高，升血糖能力越强，一般而言，< 55为低GI食物，55 ~ 70为中GI食物，> 70为高GI食物。

五、合理运动——糖尿病制胜的法宝

（一）根据BMI控制体重

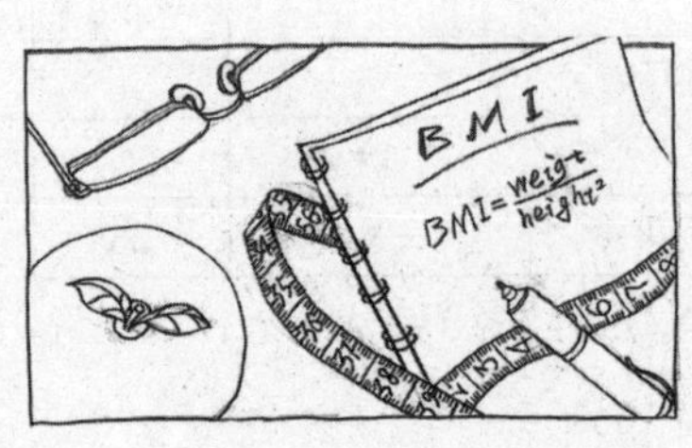

BMI是糖尿病患者进行自我体重管理最便捷的监测指标之一，体质指数（BMI）这个概念，是由19世纪中期的比利时朗伯·阿道夫·雅克·凯特勒最先提出。它

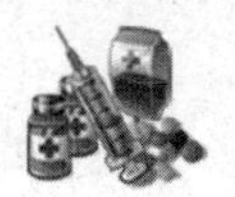

的定义如下：体质指数（BMI）= 体重（kg）÷ 身高（m^2）。举例：一个体重 70kg，身高 1.75m 的男士，那么他的体重指数为 70 ÷（1.75 × 1.75）=22.86。

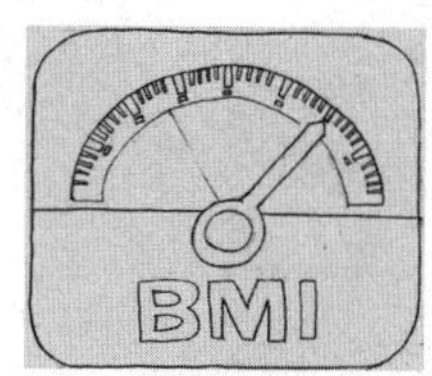

目前世界卫生组织 (WHO) 对成年人超重和肥胖的定义建立在 BMI 基础上。中国成人的肥胖标准通常被认为是：BMI ≥ 24 kg/m^2 为超重，BMI ≥ 28kg/m^2 为肥胖，均略低于国际分界点。《中国 2 型糖尿病防治指南》(2013 版) 建议糖尿病前期患者的体重目标是：使肥胖或超重者 BMI 达到或接近 24 kg/m^2，或体重至少减少 5%~10%；确诊 T2DM 的患者其综合控制目标中即包括 BMI ＜ 24 kg/m^2。

	WHO 标准	亚洲标准	中国标准	相关疾病发病危险性
偏瘦	＜ 18.5			低（但其它疾病危险性增加）
正常	18.5~24.9	18.5~22.9	18.5~23.9	平均水平
超重	≥ 25	≥ 23	≥ 24	
偏胖	25~29.9	23~24.9	24~27.9	增加
肥胖	30~34.9	25~29.9	≥ 28	中度增加
重度肥胖	35~39.9	≥ 30	—	严重增加
极重度肥胖	≥ 40			非常严重增加

肥胖会导致身体代谢紊乱，其临床表现很多，胰岛素抵抗便是一种。那么，什么是胰岛素抵抗？简单来说，胰岛素抵抗指在较高的胰

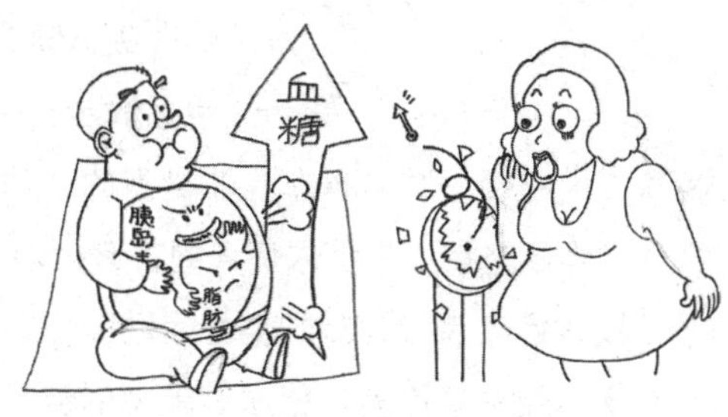

岛素浓度下，胰岛素执行其生物作用的能力下降。虽然，肥胖引起胰岛素抵抗的原因现在还不十分清楚，但是，不可否认的是胰岛素抵抗是引起 2 型糖尿病发病的不可缺少的原因。因此，我们说肥胖与 2 型糖尿病的关系密切。

（二）量身定制运动方式

糖尿病的控制除了合适的用药方案和规律的饮食控制外，运动也是一项必不可少的治疗项目。长期锻炼可增强体质，改善肌糖原的氧化代谢及心血管功能，提高机体抗病能力，减少并发症。肥胖患者运动可使体重减轻，使活动的肌肉等靶组织对胰岛素敏感性增强，胰岛素受体数目上升，减少降糖药的用量或降低胰岛素的用量。加速脂肪分解，减少脂肪堆积，促进游离脂肪酸，胆固醇等的利用，以补偿葡萄糖供能不足。增强心肺功能，促进全身代谢，对糖尿病并发症起一定的预防作用，还可防止骨质疏松。另外，运动还可以陶冶情操，消除应激，改善脑神经功能状态，放松紧张情绪，提高生活质量。

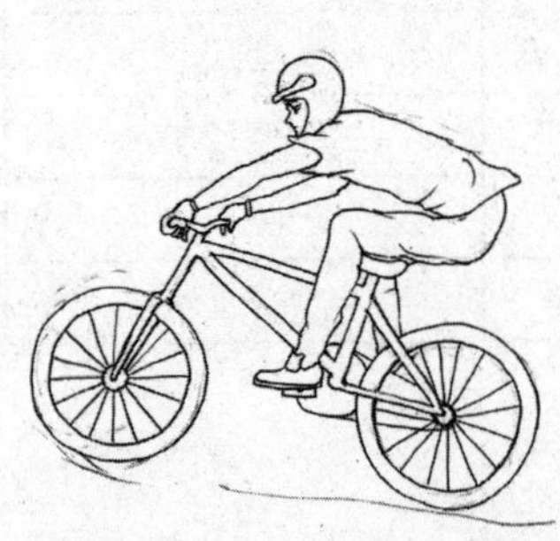

运动时应遵循以下原则：运动治疗应在医师指导下进行。运动应以身体无明显不适和次日无明显疲劳感觉的有氧运动为宜。有氧运动种类很多，包括散步、中速步行、慢跑、健身操、游泳、太极拳、骑自行车等非剧烈的运动。其中步行最安全、受限制少、容易坚持，是糖尿病人的首选运动方式。

糖尿病患者如何参加健身运动呢？这要根据患者具体的健康状况而定。就总体而言，糖尿病患者的健身训练安排，应以上肢上体

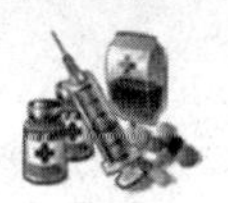

为主，给予适当的负荷运动强度，以达到有效促进气血循环的效果。

1. 选择适合自己的锻炼方式。糖尿病可以引起如眼睛、神经系统的病变，这些病变的类型和程度决定了你所应当采取的锻炼方式。例如：如果你的足部失去了感觉，那么游泳比散步更适合你；如果你视力不好，或者经常发生低血糖现象，那么室内锻炼或者找一个朋友陪伴将是你明智的选择。

2. 开始锻炼前进行一次彻底的身体检查，包括：测血压、肾功能检查、眼睛（眼底照相等相关检查）、足部（末梢血晕以及末端感觉等）、血脂血糖和糖化血红蛋白、心脏、血液循环和神经系统等全面的检查。

3. 在开始锻炼前要进行身体的预热，并进行一些伸展运动。预热可以选择一些低强度的运动如步行，使你的心脏和肌肉进入“工作状态”，之后就可以进行柔和的伸展运动，以使关节和肌肉变得有弹性。

4. 在结束锻炼的时候要使身体逐渐地冷下来。逐渐地减缓运动，直到你的呼吸变得正常为止，然后再进行一组伸展运动，运动后肌肉会更加容易伸展。

5. 摄取足量的水。出汗就意味着体液的丢失，摄取足够的水以补充因出汗而丢失的体液是很重要的。白开水通常是最好的选择。如果你锻炼的时间比较长，你可以选择一些含有碳水化合物的饮料，以补充你的热量。

6. 能否进行负重的锻炼取决于你的心肺功能。几乎所有的糖尿病病人都能够进行低强度的负重训练，你可以通过以较轻的哑铃负重训练计划来加强你的上肢力量（但是一般不建议有心功能改变的患者使用哑铃锻炼）。

7. 注意你的双脚！在锻炼的时候穿上适合于运动的鞋，这就意味着打篮球的时候就得穿上篮球鞋，散步的时候穿上散步专用鞋，跑步的时候穿上跑步专用鞋等不一而足。当鞋穿旧了以后，要及时地更换。要穿上干净合适的袜子。锻炼完了以后，要及时地检查你的双脚，如果发现水泡、红肿、局部发热等问题，请立即与你的医生联系。

8. 注意低血糖！如果你在使用胰岛素或者口服降糖药，在锻炼中或锻炼后就可能出现低血糖。葡萄糖在你锻炼时被消耗掉，同时锻炼也增强了身体对于胰岛素的反应性，这两点都有助于血糖的降低。通过精心的计划，你的医生会对你的胰岛素用量进行适当地调整以避免低血糖的发生。

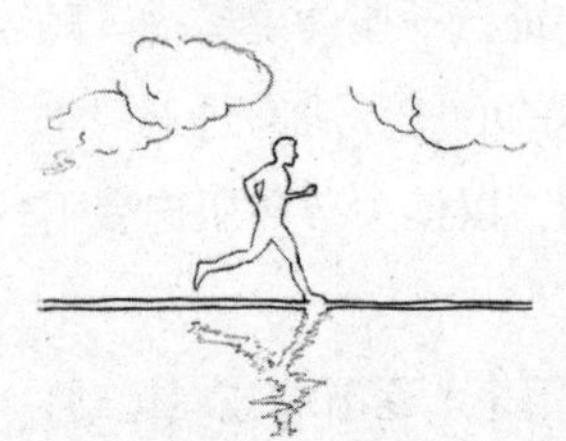

9. 穿上适合当时天气和你的运动量的衣服。在温暖的天气里穿上厚重的衣服是没有任何好处的。出汗过多对于减肥没有什么帮助，丢失的仅仅是水分，只会让你的身体过热。在夏天，穿轻薄而且颜色较淡的衣服。但一定要擦防晒霜，戴上帽子。在冬天，要穿多层衣服，贴身的衣服最好是做工和质地比较好的聚丙烯、丝绸或轻薄的羊毛料子，这些料子可以帮助汗液从身体散发，并且能够防止皮肤发炎。

10. 准备好在锻炼中进行检测。这一点在你开始进行一种新的运动方式的时候是非常重要的。这将有助于你把握这种运动方式对你的血糖有多大的影响。一般来说应当每隔 30 分钟进行一次检测，如果发现血糖过低，那么就需要马上停下来进行加餐。

在运动时间方面，糖尿病患者有一系列原则，为了便于记忆，可归纳为“一三五七法”。具体是，糖尿病患者运动要持之以恒，最好每天都运动。1 次运动不少于 30 分钟（对于从来没参加过运动

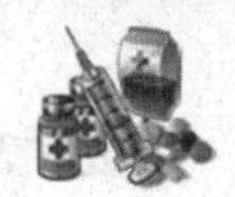

的患者，可从每天 5~10 分钟、每周 2~3 次开始，逐渐增加）；每周运动不少于 5 次；运动强度应该以浑身发热、出汗但不大汗淋漓为宜，脉搏应控制在“170 减去年龄”，这样运动则为有效且安全的。

（三）运动习惯

糖尿病患者的运动疗法一定要量力而行，锻炼前一定要征得医生的许可，特别是那些平时不爱动的患者。与医生商讨的内容包括：进行哪些运动，寻找最佳锻炼时间，锻炼对某些药物疗效可能产生的影响。患者在锻炼最好遵循以下原则：

1. 血糖低于 100mg/dl（5.6mmol/L）：血糖过低，锻炼不安全。建议锻炼前适当吃点含糖零食，比如水果或饼干等。

2. 血糖为 100~250mg/dl（5.6~13.9mmol/L) 最适合锻炼，比较安全。

3. 血糖大于等于 250mg/dl(13.9mmol/L)：这是“警戒”血糖水平。为安全起见，最好检测尿酮体。酮体过高意味着体内胰岛素不足，此时强行锻炼会导致酮症酸中毒，属于糖尿病的严重并发症。建议等酮体下降后再进行锻炼。

4. 血糖大于等于 300mg/dl（16.7mmol/L)：锻炼最不安全，需要马上去医院找医生进一步调整治疗方案。长时间锻炼过程中（特别是开始一项全新的锻炼或增加运动强度和时间时），每隔 30 分钟应查一次血糖。进行室外运动时，可能难以做到这一点。然而，这一措施是绝对必要的。

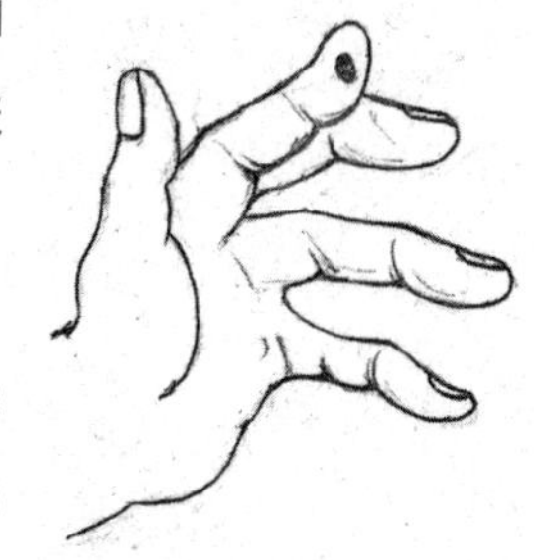

出现两种情况，应立即停止锻炼：一是血糖小于等于 70mg/dl（3.9mmol/L）。二是

感觉身体摇晃、神经紧张或恍惚。此时应该补充饮食，提高血糖，可选择 2~5 片葡萄糖药片、半杯（118ml）果汁、半杯（118ml）甜汽水、5~6 块硬糖果。15 分钟后，再测血糖。如果血糖仍很低，继续补糖，15 分钟后再测血糖。血糖至少回升到 4.4mmol/L 才能继续锻炼。锻炼结束后，应立即查血糖，之后几小时还应再查几次。锻炼中越是用力，影响血糖的时间就越长。锻炼后数小时仍可能出现低血糖。此时应适当吃点甜食，如水果或饼干、喝一小杯果汁等。

运动治疗益处多多，但这些益处有赖于合理、科学的运动习惯。我们并不主张一味地运动，糖尿病属于慢性疾病，糖尿病朋友多有明显的乏力症状，而体质较弱、合并症较多的病人，更需要量力而行。如不顾身体情况，片面追求运动，会适得其反，使身体受到更大伤害。注意运动前后进行准备和放松运动，循序渐进、持之以恒以获得最佳运动疗效。

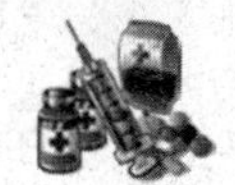

第四章 你知道糖尿病的综合控制目标吗?

一、中国 2 型糖尿病患者血糖控制目标

2 型糖尿病患者常合并代谢综合征的一个或多个临床表现，如高血压、血脂异常、肥胖症等。伴随着血糖、血压、血脂等水平的增高及体重的增加，2 型糖尿病并发症的发生风险、发展速度及其危害等显著增加。因而，对 2 型糖尿病基于循证医学证据的科学、合理的治疗策略应该是综合性的，包括降糖、降压、调脂、抗凝、控制体重和改善生活方式等治疗措施。降糖治疗包括饮食控制、合理运动、血糖监测、糖尿病教育和应用降糖药物等综合性治疗措施。

2 型糖尿病理想的综合控制目标视患者的年龄、并发症等不同而不同（见下表）。即使未能达标也不应直接放弃，控制指标的任何改善对患者都是有好处的，都会降低相关并发症发生的风险。如 HbA1c（糖化血红蛋白）水平的降低与糖尿病患者微血管并发症及神经病变的减少密切相关（HbA1c 从 10% 降至 9% 对减低并发症发生风险的影响要大于其从 7% 降至 6%）。制定 2 型糖尿病患者综合调控目标的首要原则是个体化，应根据患者的年龄、病程、预期寿命、并发症或合并症病情严重程度等进行综合考虑。HbA1c 是反映长期血糖控制水平的主要指标之一。对大多数非妊娠成年 2 型糖尿病患者而言，合理的 HbA1c 控制目标为 < 7%。更严

格的 HbA1c（%）控制目标（如 < 6.5%，甚或尽可能接近正常）适合于病程较短、预期寿命较长、无并发症、未合并心血管疾病的 2 型糖尿病患者，其前提是无低血糖或其他不良反应。相对宽松的 HbA1c 目标（如 < 8.0%）可能更适合于有严重低血糖史、预期寿命较短、有显著的微血管或大血管并发症，或有严重合并症、糖尿病病程很长，以及尽管进行了糖尿病自我管理教育、适当的血糖监测、接受多种降糖药物包括胰岛素治疗仍很难达到常规治疗目标的患者。应该避免因过度放宽控制标准而出现急性高血糖症状或与其相关的并发症。在治疗调整中，当 HbA1c ≥ 7% 时，可能意味着需要开始药物治疗或者是调整治疗方案。血糖控制应根据血糖自我监测的结果及 HbA1c 水平综合判断。糖尿病合并高血压的情况临床常见。较年轻和病程较短的患者，可能不需要过多治疗就可以实现将血压降至 130/80mmHg 以下。老年患者血压目标值可适当放宽至 150/90mmHg。

中国 2 型糖尿病综合控制目标

指 标		目标值
血糖（mmol/L）	空腹	4.4~7.0
	非空腹	< 10.0
HbA1c（%）		< 7.0
血压（mmHg）		< 130/80
总胆固醇（mmol/L）		< 4.5
甘油三酯（mmol/L）		< 1.7
高密度脂蛋白（mmol/L）	男	> 1.0
	女	> 1.3
低密度脂蛋白（mmol/L）	未合并冠心病	< 2.6
	合并冠心病	< 1.8

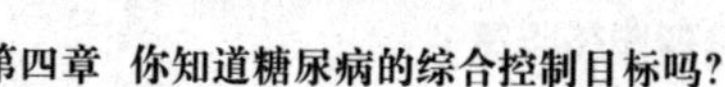

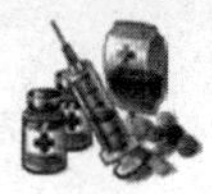

指　标		目标值
BMI（体重 / 身高 ^{2}）（kg/m^2）		< 24.0
尿白蛋白 / 肌酐比值（mg/mmol）	男	< 2.5（22mg/g）
	女	< 3.5（31mg/g）
尿白蛋白排泄率		< 20μg/min（30mg/d）
主动有氧活动（分钟 / 周）		≥150.0

HbA1c 是反映长期血糖控制水平的主要指标之一。根据不同人群 HbA1c 的控制目标可适度放宽或更为严格些。各人群 HbA1c 控制目标详见下表。

中国 2 型糖尿病 HbA1c 控制目标

指　标	病程较短、无并发症、未合并心血管疾病的患者（其前提是无低血糖或其他不良反应）	对大多数非妊娠成年 2 型糖尿病患者	严重低血糖史、有显著血管并发症、糖尿病病史很长和经过控制血糖依旧不达标的患者
HbA1c 控制目标（%）	< 6.5	< 7.0	< 8.0

二、中国 1 型糖尿病患者血糖控制目标

综合考虑每日活动量、良好血糖控制的意愿、发生并发症的可能性、合并症、低血糖发生频率和低血糖史等因素，为每个 1 型糖尿病患者制定个体化的糖化目标。各人群血糖控制目标详见下表。

中国 1 型糖尿病患者血糖控制目标

指 标	无低血糖、病程较短、无心脑血管并发症成人	一般成人	年龄<18岁的青少年	老年患者无并发症	老年患者合并轻中度并发症者	老年患者合并严重并发症
HbA1c 控制目标（%）	< 6.5	< 7.0	< 7.5	< 7.5	< 8.0	< 8.5

儿童和青少年 1 型糖尿病控制目标

	血糖（mmol/L）		HbA1c（%）	理 由
	餐 前	睡前 / 夜间		
幼儿 - 学龄前期（0 ～ 6 岁）	5.6~10.0	6.1~11.1	7.5~<8.5	脆性，易发生低血糖
学龄期（6 ～ 12 岁）	5.0~10.0	5.6~10.0	< 8.0	青春期前低血糖风险相对高，而并发症风险相对低
青春期和青少年期（13 ～ 19 岁）	5.0~7.2	5.0~8.3	< 7.5	有严重低血糖的风险，需要考虑发育和精神健康、如无过多低血糖发生，能达到7% 以下更好

三、妊娠糖尿病的血糖控制目标

鼓励在家进行自我血糖监测，检查空腹、餐前血糖，餐后 1~2h 血糖及尿酮体。有条件的情况下每日测定空腹和餐后血糖 4~6 次。血糖控制目标详见下表。

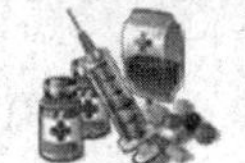

妊娠糖尿病的血糖控制目标

指　标	空腹	餐后 1h	餐后 2h
血糖 (mmol/L)	3.3~5.3	< 7.8	< 6.7
HbA1c（%）	< 6.0		

第五章 糖尿病患者如何进行随访和血糖自我监测？

一、糖尿病患者自我管理的重要性

对于糖尿病这种病程较长的慢性病来说，患者是不是有主动治疗的意愿，能不能进行自我管理对于病情的发展起着非常重要的作用。在糖尿病护理措施中，患者自己起的作用最大，所以大家应该加强自己的主观能动性，积极的防治疾病。

有很多糖尿病患者的自我管理意识是不够的，这往往会造成一定的问题。经常有这样一些中年糖尿病患者：要应酬要喝酒，饮食不能控制；工作忙，运动时间少；对血糖监测不在意。糖尿病是一种终身疾病，患者需进行长期治疗。因此，教育患者学会自我管理是治疗中一个重要环节。糖尿病在早期和中期感觉不明显，所以许多患者并不持续监测血糖，当真正的危险一并发症表现出来时，才去医院进行检查，延误了治疗的最佳时机。

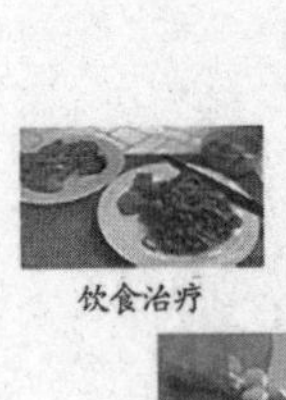
饮食治疗

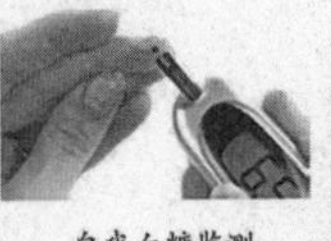
自我血糖监测

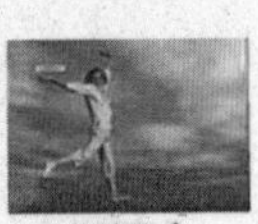
运动治疗

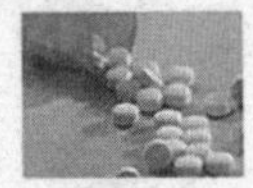
药物治疗

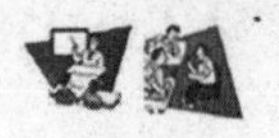
糖尿病教育

糖尿病治疗的“五驾马车”

患者还应该了解自己的身体症状，及时进行疾病的护理和治疗。药物治疗、饮食治疗、运动治疗、糖尿病教育

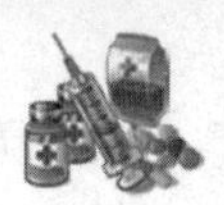

和心理治疗、自我病情监测称为糖尿病治疗的“五驾马车”。其中，糖尿病的教育又处于这五个因素的核心地位。

药师建议：

患者应当建立健康信念，促进自我管理：

1.“危机感”：认识到得了糖尿病后就有可能患上各种糖尿病并发症

2.“严重性”：糖尿病并发症将为他们的身体带来严重的健康问题

3.“获得的好处”：如能将糖尿病长期控制得好，并发症的发病率将大大减低

4.“预期的障碍”：为糖尿病治疗的付出是值得的，遵从指示将带来很大的好处，能明显减少并发症所带来的更大付出。

所以，糖尿病患者对自我的管理非常重要，要以自己的身体为本，主动学习相关知识，不能因为工作忙等原因而忽视了对疾病的管理，这样往往会得不偿失。

二、血糖自我监测的方法

患者利用血糖仪进行自我血糖监测（SMBG），是血糖监测的基本形式，能够最客观便捷得评价血糖控制水平，适用于所有糖尿病患者，尤其是注射胰岛素和处于妊娠期的患者（必须进行）。

（一）血糖监测的频率

1. 1 型糖尿病人：

每天至少监测血糖 3~4 次；

2. 2 型糖尿病人：

（1）因血糖控制非常差或病情危重而住院治疗者应每天监测 4~7 次血糖或根据治疗需要监测血糖，直至血糖得到控制。

（2）采用生活方式干预控制糖尿病的患者，可根据需要有目的地通过血糖监测了解饮食控制和运动对血糖的影响来调整饮食和运动。

（3）使用口服降糖药者可每周监测 2~4 次空腹或餐后血糖，或在就诊前 1 周内连续监测 3 天，每天监测 7 点血糖（早餐前后、午餐前后、晚餐前后和睡前）。

（4）使用胰岛素治疗者可根据胰岛素治疗方案进行相应的血糖监测：①使用基础胰岛素的患者应监测空腹血糖，根据空腹血糖调整睡前胰岛素的剂量；②使用预混胰岛素的患者应监测空腹和晚餐前血糖，根据空腹血糖调整晚餐前胰岛素剂量，根据晚餐前血糖调整早餐前胰岛素剂量；③使用餐时胰岛素的患者应监测餐后血糖或餐前血糖，并根据餐后血糖和下一餐前血糖调整上一餐前的胰岛素剂量。

（5）血糖控制良好/稳定的病人：2次/周，监测时间为：二餐前，三餐后，睡前，在这 7 个时间点中任意选择。

各医学指南对自我血糖监测（SMBG）频率的建议详见下表。

各指南对自我监测频率的建议

治疗方案	指南	HbA1c 未达标（或治疗开始时）	HbA1c 已达标
胰岛素治疗	IDF (2012)	大多数 1 型糖尿病患者和妊娠妇女：≥ 3 次 /d	
	CDS (2013)	≥ 5 次 /d	2 ～ 4 次 /d
	ADA (2015)	多次注射或胰岛素泵治疗，应进行 SMBG 的时间点：正餐和点心前、偶尔餐后、睡前、运动前、怀疑低血糖时、治疗低血糖至血糖恢复正常后、执行关键任务前（如驾驶）	

治疗方案	指南	HbA1c 未达标（或治疗开始时）	HbA1c 已达标
胰岛素治疗	ADA(2015)	1~2 次注射：SMBG 结果有助于知道治疗决策和 / 或自我管理	
非胰岛素治疗	CDS(2013)	每周 3d，5~7 次 /d	每周 3d，2 次 /d
	ADA(2015)	SMBG 结果有助于指导治疗决策和 / 或自我管理	

注：IDF：国际糖尿病联盟；CDS：中华医学会糖尿病学分会；ADA：美国糖尿病学会

（二）血糖监测的时间点

1. 什么情况下需监测餐前血糖？

餐前血糖适用于：

（1）血糖水平很高

（2）低血糖风险时（老年人、血糖控制较好者）

我的血糖
老是降不下来
我的血糖
还可以
但总是发生
低血糖

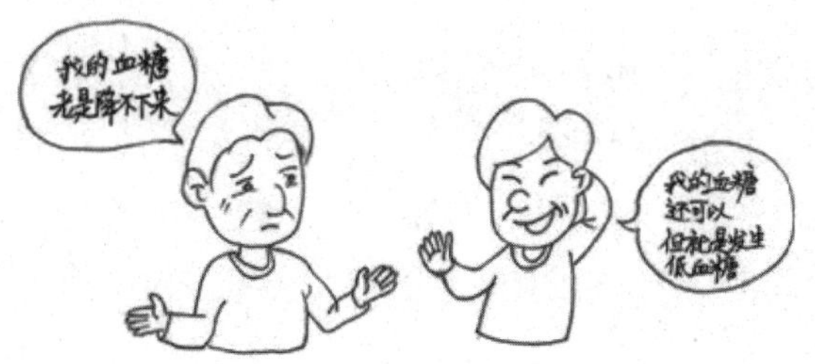

2. 什么情况下需监测餐后两小时血糖？

餐后 2 小时血糖适用于：

（1）空腹血糖已获良好控制，但 HbA1C 仍不能达标者

（2）需要了解饮食和运动对血糖影响着

我的空腹血糖
控制得不错，
但为什么糖化
血红蛋白那么高

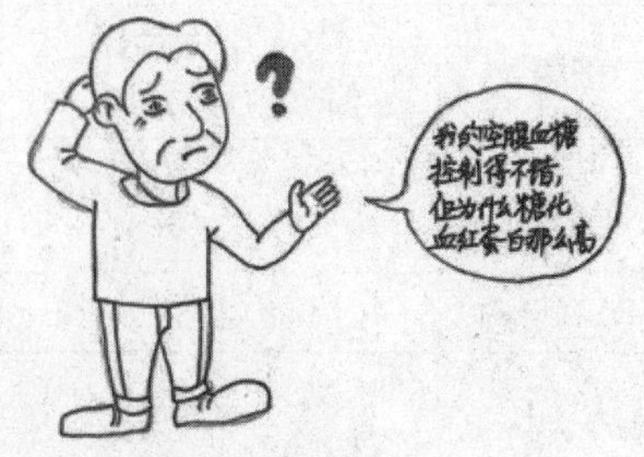

3. 什么情况下需监测睡前血糖?

睡前血糖监测适用于：

注射胰岛素的患者，特别是晚餐前注射胰岛素

看看晚餐间
胰岛素用量
是否合适

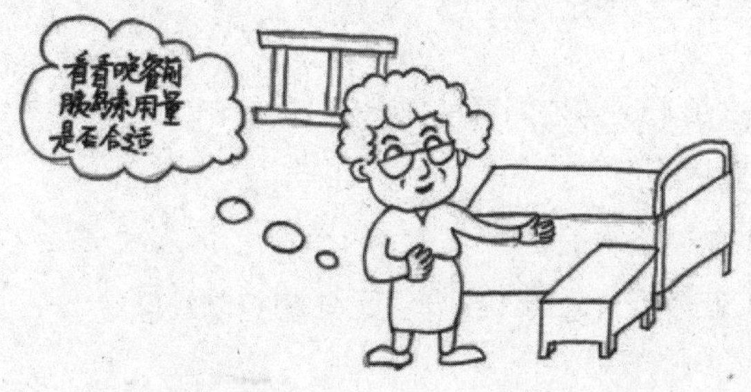

4. 什么情况下需监测夜间血糖?

夜间血糖监测适用于：

（1）胰岛素治疗已接近达标，但空腹血糖仍高

（2）疑有夜间低血糖者

王大妈最近出现了空腹
血糖高，加大了睡前胰岛素
用量，可血糖值还是
降不下来。

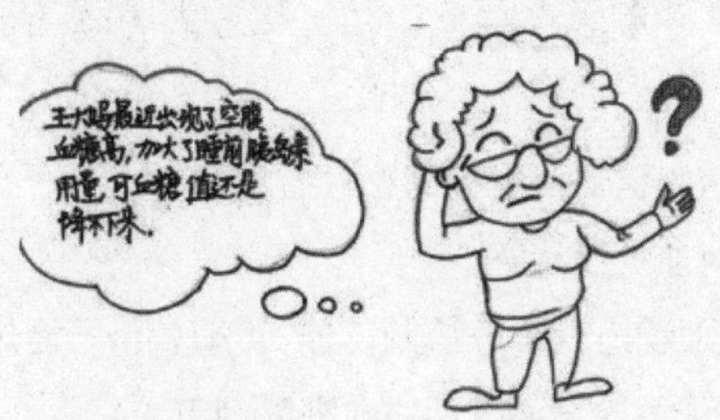

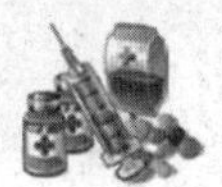

5. 其他情况

（1）出现低血糖症状时应及时监测血糖

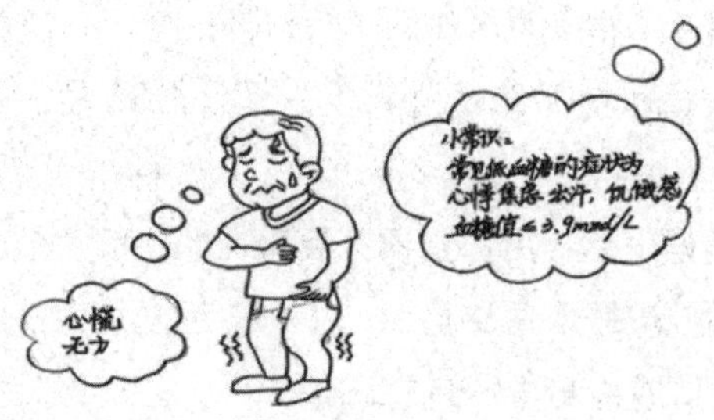

小常识：
常见低血糖的症状为
心悸焦虑 出汗，饥饿感
血糖值≤3.9mmol/L
心慌
无力

（2）剧烈运动前后宜监测血糖

小常识：
当血糖值＞14~16mmol/L
或有低血糖症状时，
不宜运动

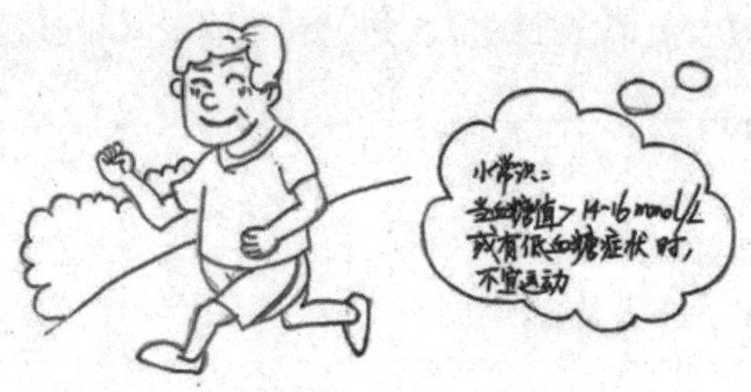

三、血糖检测仪，你会正确使用吗？

（一）血糖监测仪的使用方法

血糖仪在控制糖尿病，防止并发症有着非常重要的作用，糖尿病患者必须正确熟练、快速、准确使用血糖仪。药师建议：首选挑一台合适自己的血糖仪，仔细研究说明书，了解掌握产品特性，学会正确使用的方法。以下是较为规范的血糖仪的使用方法：

1. 彻底清洗双手并待干，准备好血糖仪、试纸、采血笔、采血针等物品；

2. 按下主开关，调整血糖仪的代码，使其与你现在使用的试纸代码相同；

3. 先将采血针装入采血笔中，根据手指皮肤厚度选择穿刺深度；

4. 用乙醇（酒精）为采血的手指消毒；

5. 按摩手指以增加血液循环，手臂下垂 30 秒，以便使血液充分流到指尖；

6. 待酒精挥发后，用拇指顶紧要采血的指间关节，再用采血笔在指尖一侧刺破皮肤取适量指血；（刺皮后勿加力挤压，以免组织液混入血样，造成检测结果偏差。）

7. 将足量指血滴入试纸的圆形测试孔；

8. 从血糖仪上读出血糖值，并记录监测时间和血糖值。

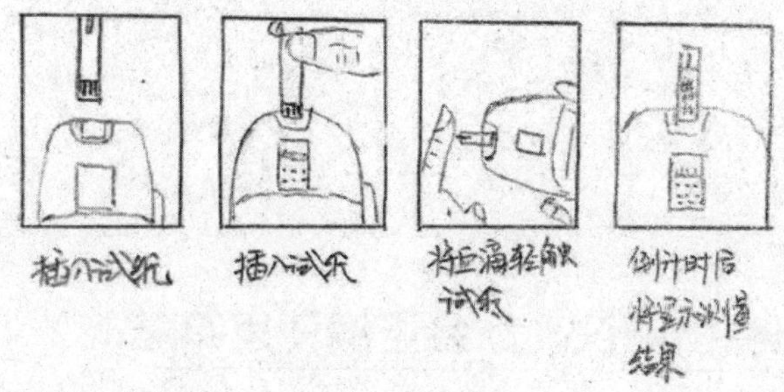

不同品牌的血糖仪使用方法可能略有不同，如果大家对自己的血糖仪的使用方法有疑问可以多研究说明书或者寻求该血糖仪品牌售后服务人员帮忙。

（二）血糖监测仪的使用注意事项

1. 关于试纸

（1）不可放在冰箱内或阳光下或受潮。

（2）一定要选用与自己血糖仪相匹配的血糖试纸条，最好使

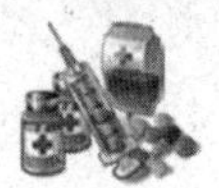

用原厂家配套生产的试纸条。

（3）（非独立包装）试纸开瓶后注明启用日期，一般3~6月内有效。（各厂家试纸启用后效期不一），因此需要勤测血糖，否则试纸过期后会造成浪费。

2. 关于血糖仪

（1）温度过低，血糖仪不正常工作，应先复温后再用。

（2）有些血糖仪要在测试前调整血糖仪显示的代码，与试纸盒的代码相一致。

（3）定期清洁、定期校正：新购买血糖仪、启用新的试纸条、血糖仪更换电池后、怀疑血糖仪不准确时都需要校正血糖仪。

3. 关于采血

（1）取血部位酒精消毒后，须等酒精挥发后再采血，以避免酒精与试纸条上的物质发生化学反应，导致血糖检测值不准确，不可用碘酒，会导致测试结果出现偏差。

（2）采血深浅适度，做到采血量适宜，避免挤压出血，以减少误差。（采血量必须能够完全覆盖试纸的整个测试区。血量不足会导致检测失败或测值偏低；如血量太多溢出测试区，不但会污染仪器，还会引起检测结果误差）

（3）采血部位要交替轮换，不要长期扎同一个地方，以免形成瘢痕。手指两侧取血最好，因其血管丰富而神经末梢分布较少，不仅痛感少而且出血充分。取血时不要过分挤压，以免组织液挤出与血液相混，导致血糖测试值偏低。另外，如果手指温度过低、血流不畅等也会影响测定结果。

四、低血糖的判断与处理

（一）低血糖的诊断

对非糖尿病患者来说，低血糖症的诊断标准为血糖 < 2.8mmol/L。糖尿病患者只要血糖≤ 3.9mmol/L 就属低血糖范畴。

低血糖的症状通常出汗、饥饿、焦虑、心慌、颤抖、面色苍白等，严重者还可出现精神不集中、躁动、抽搐、易怒甚至昏迷等。但老年患者发生低血糖时常可表现为行为异常或其他非典型症状。夜间低血糖常因难以发现而得不到及时处理。有些患者屡发低血糖后，可表现为无先兆症状的低血糖昏迷。

（二）急性低血糖的特点及危害

发病突然，病情发展快，好得快，恶化得也快，甚至致死。低血糖程度轻且持续时间短，不会对人体造成明显的损害，但是如果低血糖的原因不解除，可发展成严重低血糖。严重低血糖造成人体重要脏器，尤其是大脑受到损害。脑损害分为可逆性及不可逆性。后者可以导致死亡或植物人。

（三）糖尿病患者低血糖的处理

1. 立即食用下列一种可快速升高血糖的食品：

饮一杯糖水，加入葡萄糖或蔗糖 15~20g，约 2~4 汤匙

饮一杯 300ml 的果汁或可乐

吃 1~2 汤匙蜂蜜

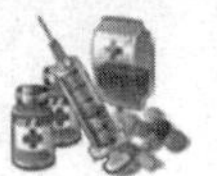

吃 6 颗糖块或 2 块饼干（约重 30g）

馒头半两到 1 两。

低血糖时不宜喝牛奶，无糖巧克力、瘦肉等以蛋白质、脂肪为主的食品。

处理过低血糖后，仍保持原来的饮食计划

2. 有意识障碍者或无法口服者：发生严重的低血糖，神志不清时，家属应立即将病人送往医院急诊。

3. 严重低血糖需要根据患者意识和血糖情况给予相应治疗，可参考下图。

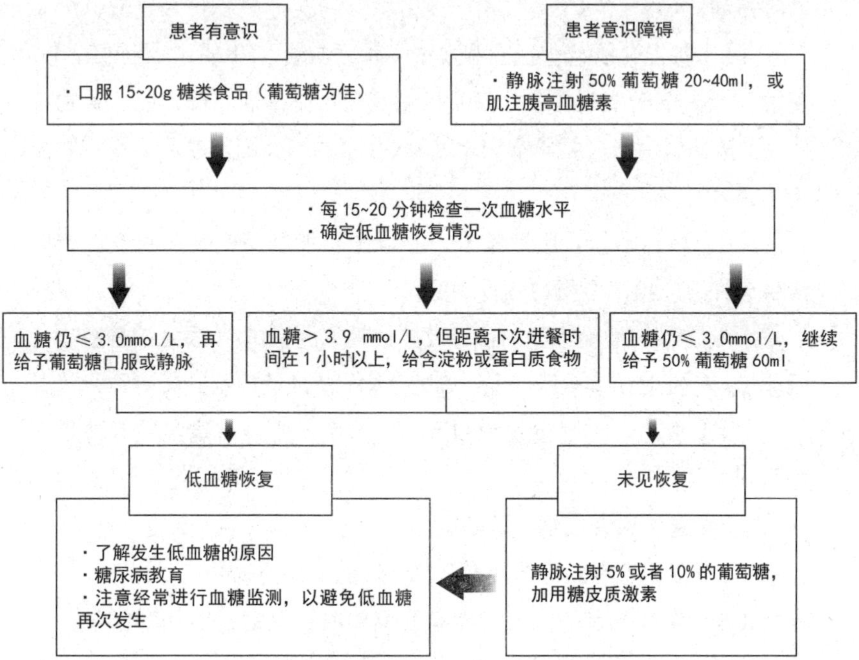

患者有意识

· 口服 15~20g 糖类食品（葡萄糖为佳）

患者意识障碍

· 静脉注射 50% 葡萄糖 20~40ml，或肌注胰高血糖素

· 每 15~20 分钟检查一次血糖水平
· 确定低血糖恢复情况

血糖仍≤ 3.0mmol/L，再给予葡萄糖口服或静脉

血糖＞ 3.9 mmol/L，但距离下次进餐时间在 1 小时以上，给含淀粉或蛋白质食物

血糖仍≤ 3.0mmol/L，继续给予 50% 葡萄糖 60ml

低血糖恢复

· 了解发生低血糖的原因
· 糖尿病教育
· 注意经常进行血糖监测，以避免低血糖再次发生

未见恢复

静脉注射 5% 或者 10% 的葡萄糖，加用糖皮质激素

低血糖诊治流程

五、糖尿病患者初诊及随诊简要方案

（一）初诊

1. 为确定个体化的治疗目标，初诊时医生会详细询问糖尿病及其并发症的临床症状、了解糖尿病的家族史。对已经诊断的糖尿病患者，药师建议复习以往的治疗方案和血糖控制情况，并进行以下检查。

（1）体格检查：身高、体重、计算 BMI、腰围、血压、足背动脉搏动。

（2）抽血化验检查：空腹血糖、餐后血糖、HbA1c、胆固醇、甘油三酯、低密度脂蛋白、高密度脂蛋白、尿常规、肝功能、肾功能。1 型糖尿病、血脂异常和年龄 > 50 岁的妇女测定血清促甲状腺素（TSH）。

（3）特殊检查：眼底检查、心电图和神经病变相关检查。若条件允许，应检测白蛋白和肾功能。

2. 制定最初需要达到的目标及应该采取的措施：医生综合患者的年龄、心血管疾病史等情况、确定个体化的血糖控制的最初目标。

（1）帮助患者制定饮食和运动的方案，肥胖者确定减轻体重的目标。

（2）建议患者戒烟、限酒。

（3）根据患者的具体病情开具合理的降糖药物并指导用药。

（4）教育患者进行自我血糖监测如血糖测定的时间和频度，并做好记录。告诉患者下次随诊的时间及注意事项。

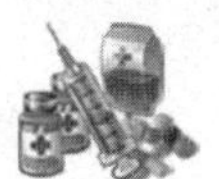

（二）随诊

1. 医生会查看血糖记录手册，分析化验结果如空腹和餐后血糖、HbA1c。讨论饮食及运动方案的实施情况，询问药物的使用剂量、方法及副作用。确定下一步要达到的目标和下一步治疗方案。对于血糖控制平稳并达标的患者建议每年测定 2 次 HbA1c；对于治疗方案改变或血糖控制没能达标的患者，建议每季度测定 1 次 HbA1c。对于高血压的患者每次随访都要测定血压，根据血压水平调整治疗方案，同时要注意降压药的不良反应。具体随诊监测项目见下表。

初诊、随诊监测方案

检验项目	初访	随访	每季度随访	年随访
眼：视力及眼底	√			√
脚：足背动脉搏动，神经病变	√		√	√
体重	√	√	√	√
BMI	√			√
血压	√	√	√	√
空腹 / 餐后血糖	√	√	√	√
HbA1c	√		√	√
胆固醇 / 高 / 低密度脂蛋白胆固醇	√			√
甘油三酯	√			√
尿白蛋白	√			√
肌酐 /BUN	√			√
肝功能	√			√
心电图	√			√
尿常规	√	√	√	√

2. 全年随诊中各检查项目的具体检查频次见表。

全年随诊中各检查项目

检查项目	检查频次
血糖	使用口服降糖药者可每周监测 2~4 次空腹或餐后血糖或在就诊前一周内连续监测 3 天，每天监测 7 点血糖（早餐前后、午餐前后、晚餐前后和睡前）
HbA1c	每三个月测一次，以评价前三个月的平均血糖控制水平
血压	应每周检查血压 1 次，以确保达标
眼底检查	是发现早期视网膜病变的好方法，一般半年到一年查一次眼底
尿蛋白检查	每年查一次 24h 尿微量白蛋白，监测糖尿病肾病并发症的进展
颈动脉超声	每年检查一次，观察斑块情况
肝功能、血脂	出院半月后复查肝功能、血脂。若连续三次肝功能均正常，血脂达标后，可改为半年复查一次肝功能及血脂，以后可改为每年复查一次肝功能、血脂
肾功能	每个月至每三个月复查一次肾功能

3. 下图为社区 2 型糖尿病随访流程图

案例一：

男性患者，43 岁，新诊断 2 型糖尿病，血糖控制满意（空腹血糖 <7.0mmol/L），无药物不良反应，无并发症。

处理：继续原方案治疗，按期随访即可。

案例二：

男性患者，52 岁，2 型糖尿病史 2 年，血糖控制不满意，未有并发症出现。

处理：调整药物，2 周内随访。就诊的前一周需要进行更好的

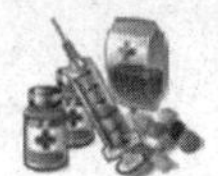

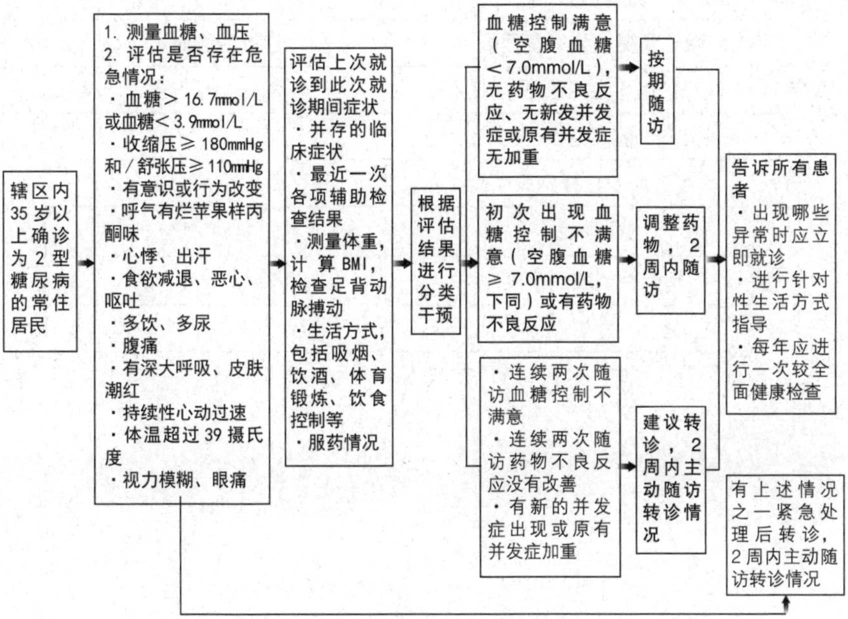

辖区内35岁以上确诊为2型糖尿病的常住居民

→

1. 测量血糖、血压
2. 评估是否存在危急情况：
· 血糖＞16.7mmol/L或血糖＜3.9mmol/L
· 收缩压≥180mmHg和/舒张压≥110mmHg
· 有意识或行为改变
· 呼气有烂苹果样丙酮味
· 心悸、出汗
· 食欲减退、恶心、呕吐
· 多饮、多尿
· 腹痛
· 有深大呼吸、皮肤潮红
· 持续性心动过速
· 体温超过39摄氏度
· 视力模糊、眼痛

→

评估上次就诊到此次就诊期间症状
· 并存的临床症状
· 最近一次各项辅助检查结果
· 测量体重，计算BMI，检查足背动脉搏动
· 生活方式，包括吸烟、饮酒、体育锻炼、饮食控制等
· 服药情况

→

根据评估结果进行分类干预

→

血糖控制满意（空腹血糖＜7.0mmol/L），无药物不良反应、无新发并发症或原有并发症无加重 → 按期随访

初次出现血糖控制不满意（空腹血糖≥7.0mmol/L，下同）或有药物不良反应 → 调整药物，2周内随访

· 连续两次随访血糖控制不满意
· 连续两次随访药物不良反应没有改善
· 有新的并发症出现或原有并发症加重
→ 建议转诊，2周内主动随访转诊情况

→

告诉所有患者
· 出现哪些异常时应立即就诊
· 进行针对性生活方式指导
· 每年应进行一次较全面健康检查

有上述情况之一紧急处理后转诊，2周内主动随访转诊情况

社区2型糖尿病随访流程图

血糖监测，可以是就诊前三天每天都有5到7次血糖记录。以及重要饮食运动事件记录。

案例三：

女性患者，58岁，2型糖尿病史10年，近日出现视物模糊等并发症。

处理：建议转诊（由社区卫生服务机构转向上级医院），2周内社区主动随访转诊情况。

下表为眼—视网膜病变眼底检查随诊时间。

眼—视网膜病变眼底检查随诊时间

糖尿病视网膜病变程度	建议随诊时间
几个出血点或血管瘤	每年一次

糖尿病视网膜病变程度	建议随诊时间
轻度非增值性视网膜病变	每 9 个月一次
中度非增殖性视网膜病变	每 6 个月一次
重度非增殖性视网膜病变	每 4 个月一次
黄斑水肿	每 2~4 个月一次
增殖性视网膜病变	每 2~3 个月一次
妊娠	每月一次

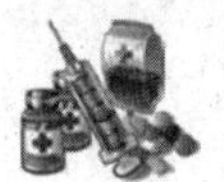

第六章 特殊人群糖尿病的治疗有哪些注意事项?

一、糖尿病合并妊娠及妊娠糖尿病

妊娠期是女性的特殊时期，糖尿病是妊娠期最容易出现的疾病之一，有些孕妈妈在怀孕期间会出现血糖异常升高，生产过后即恢复正常。

妊娠期合并糖尿病主要表现为两种情况：妊娠前已经存在糖尿病或首次发现血糖升高已达到糖尿病标准的，以及妊娠期间发现的糖代谢异常。前者称为糖尿病合并妊娠，后者称为妊娠糖尿病或妊娠期间的糖尿病。

（一）糖尿病合并妊娠

符合以下两项中任意一项这即可判定

1. 妊娠前已患有糖尿病

2. 妊娠前未进行过血糖筛查，首次产前检查发现血糖升高到以下任何一项：

（1）空腹血浆葡萄糖≥ 7.0mmol/L(126mg/dl)；

（2）75g 口服葡萄糖耐量试验（医院里“喝糖水”试验）：服糖后 2 小时血糖≥ 11.1mmol/L(200mg/dl)；

（3）伴有典型的高血糖症状或高血糖危象，同时随机血糖

≥ 11.1mmol/L(200mg/dl);

（4）糖化血红蛋白≥ 6.5%（不推荐妊娠期常规使用）；

发病原因：

1. 孕妈妈在妊娠前已患有糖尿病却继续妊娠。

2. 机体先天胰岛素分泌不足或后天饮食控制不当导致胰岛素作用障碍使血糖持续升高。

如果您已经被确诊糖尿病，在妊娠前需要做以下准备：

（1）全面检查，包括血压、心电图、眼底、肾功能、HbA1c。

（2）停用口服降糖药物，改用胰岛素治疗。

（3）严格控制血糖，加强血糖监测：餐前血糖控制在 3.9~6.5 mmol/L，餐后血糖在 8.5 mmol/L 以下，HbA1c 控制在 7.0% 以下(用胰岛素治疗者)，在避免低血糖的情况下尽量控制在 6.5% 以下；

（4）严格将血压控制在 130/80 mmHg 以下，降压药改为甲基多巴或钙拮抗剂(** 地平)，如果正在服用 ACEI(** 普利)或 ARB(* 沙坦)这类降压药物，需要停用。

（5）停用他汀类及贝特类（非诺贝特，苯扎贝特）调脂药物。

（6）加强糖尿病教育。

（7）戒烟。

糖尿病合并妊娠时的并发症问题：

1. 视网膜病变：糖尿病视网膜病变可因妊娠而加重。在妊娠前逐渐使血糖得到控制和预防性眼底光凝治疗（有适应证者）可减少糖尿病视网膜病变加重的风险。

2. 高血压：无论是妊娠前已有的高血压还是妊娠期并发的高血压均可加重妊娠女性已有的糖尿病并发症。应在妊娠期间严格控制血压。应避免使用 ACEI、ARB、β 受体阻滞剂和利尿剂。

3. 糖尿病肾病 ：妊娠可加重已有的肾损害。对轻度肾病患者，

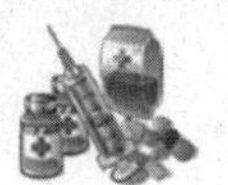

妊娠可造成暂时性肾功能减退；已出现较严重肾功能不全的患者［血清肌酐］> 265μmol/L（3 mg/dl）或肌酐清除率 < 50ml/min，妊娠可对部分患者的肾功能造成永久性损害。肾功能不全对胎儿的发育有不良影响。

4. 神经病变：与糖尿病神经病变相关的胃轻瘫、尿潴留、对低血糖的防卫反应差和直立性低血压可进一步增加妊娠期间糖尿病管理的难度。

5. 心血管病变：如潜在的心血管疾病未被发现和处理，妊娠使死亡的危险性增加。应在妊娠前仔细检查是否有心血管疾病并予以处理。有妊娠愿望的糖尿病女性心功能应达到能够耐受运动试验的水平。以上特殊情况需要与妇产科医师协商是否终止妊娠。

（二）妊娠糖尿病

妊娠期糖尿病是指在妊娠期首次发现不同程度的糖代谢异常。据报道，我国目前的妊娠糖尿病发生率为 1.31%~3.75%，而且有逐年上升的趋势，糖尿病孕妇中 80% 以上为妊娠糖尿病。

符合下列标准即可判定：

妊娠期女性在妊娠 24~28 周以及 28 周后首次就诊时进行 75g 口服葡萄糖耐量试验。测定服糖前及服糖后 1 小时、2 小时的血糖指标，3 项血糖值应分别低于 5.1、10.0、8.5mmo/L(92、180、153mg/dl)。任何一项血糖值达到或超过上述标准即判定为妊娠糖尿病。

妊娠期糖尿病的诊断标准

75gOGTT	血糖（mmol/L）
空腹	≥ 5.1

服糖后 1 小时	≥10.0
服糖后 2 小时	≥8.5

注：OGTT：口服葡萄糖耐量试验；1 个以上时间点血糖高于标准即可确定诊断

发病原因：

妊娠期胎盘分泌了一些物质，它们不仅引起孕妈妈身体对胰岛素反应的敏感性下降，同时还加快了体内胰岛素的降解，最后导致胰岛素的效应逐渐降低，血糖值较原来升高，表现为妊娠糖尿病。

治疗：

妊娠糖尿病的血糖波动相对较轻，血糖容易控制，多数孕妈妈通过严格的饮食控制和运动治疗即可控制血糖，仅少部分需要使用胰岛素。当然，随着妊娠周数的增加，血糖水平不断波动，血糖控制逐渐困难，治疗方案应随之进行调整。

小贴士：

准备怀孕或者已经怀孕的您注意，如果符合以下糖尿病危险因素中一种，需要在孕前或者产前检查明确是否存在糖尿病，妊娠期间仍需进行空腹血浆葡萄糖检测或者 75g 口服葡萄糖耐量试验。

1. 肥胖（体重指数≥ 24kg/m^2），体重指数 = 体重（千克）/ 身高（米）^{2}；

2. 一级亲属（父母、兄弟姐妹）患 2 型糖尿病；

3. 既往有妊娠糖尿病病史或巨大儿分娩史（出生体重≥ 4kg）；

4. 多囊卵巢综合征；

5. 妊娠早期空腹尿糖反复阳性等。

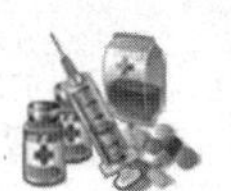

妊娠期糖尿病要做的事：

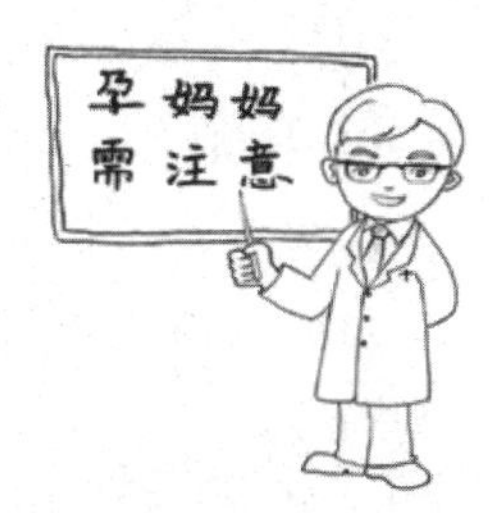

1. 确诊后，1~2 周内分泌科就诊 1 次。

2. 参加针对性的糖尿病教育。

3. 妊娠期间的饮食控制标准 ：既能保证孕妇和胎儿能量需要，又能维持血糖在正常范围，而且不发生饥饿性酮症。尽可能选择低生糖指数的碳水化合物。对使用胰岛素者，要根据胰岛素的剂型和剂量来选择碳水化合物的种类和数量。应实行少量多餐制，每日分 5~6 餐。

4. 鼓励自己监测血糖，检查空腹、餐前血糖，餐后 1~2 小时血糖及尿酮体。有条件者每日测定空腹和餐后血糖 4~6 次。血糖控制的目标是空腹、餐前或睡前血糖 3.3~5.3mmol/L，餐后 1 小时≤ 7.8 mmol/L，或餐后 2 小时血糖≤ 6.7 mmol/L；HbA1c 尽可能控制在 6.0% 以下。

5. 如果您在怀孕前没有服用任何降糖药物，血糖轻度升高可以进行饮食和运动指导，并实时监测血糖，如效果不佳，尽早改用胰岛素控制血糖；

6. 避免使用口服降糖药，通过饮食治疗血糖不能控制时，使用胰岛素治疗。人胰岛素优于动物胰岛素。初步临床证据显示速效胰岛素类似物赖脯胰岛素、门冬胰岛素和地特胰岛素在妊娠期使用是安全有效的。

7. 尿酮阳性时，应检查血糖（因孕妇肾糖阈下降，尿糖不能准确反映孕妇血糖水平），如血糖正常，考虑饥饿性酮症，及时增加食物摄入，必要时在监测血糖的情况下静脉输入适量葡萄糖。若出现酮症酸中毒，按酮症酸中毒治疗原则处理。

8. 血压应控制在 130/80 mmHg 以下。

9. 每 3 个月进行 1 次肾功能、眼底和血脂检测。

10. 加强胎儿发育情况的监护，常规超声检查了解胎儿发育情况。

11. 分娩方式：糖尿病本身不是剖宫产指征，无特殊情况可经阴道分娩，但如合并其他高危因素，应进行选择性剖宫产或放宽剖宫产指征。

12. 分娩时和产后加强血糖监测，保持良好的血糖控制。

分娩后需要做的事：

1. 糖尿病合并妊娠者在分娩后胰岛素的需要量会明显减少，应注意血糖监测，适时减少胰岛素的用量，避免低血糖。

2. 妊娠期糖尿病使用胰岛素者多数在分娩后可停用胰岛素，继续监测血糖。分娩后血糖正常者应在产后 6 周行 75gOGTT，重新评估糖代谢情况，并进行终身随访。

孕妇饮食指导：

1. 控制总热量

按孕妇的体质量指数、孕周和体力劳动强度计算出每日应补充的总热量。常规下孕妇的热能控制在 1800~2000kCal/d 左右。

以每天供给 1800kCal 热量为例制订食谱：

谷薯类:250g，其中粗杂粮(荞麦、燕麦、高粱及玉米等)应占 25%，避免食用精制糖及制品(糖水、点心等)。

蔬果类：选择富含维生素、膳食纤维、矿物质、胡萝卜素等蔬菜 500g，低糖水果 200g(柚子、苹果、梨、草莓及火龙果等)。

肉蛋类：225g，每日 1 只蛋，每周 1~2 次海鱼，少吃肥肉及动物内脏，吃禽肉时不吃皮。

豆乳类：豆浆 200ml 或相当于 50g 左右的大豆制品，牛奶 250ml，选择低脂或脱脂奶。

油脂类：25g(2.5 汤勺)

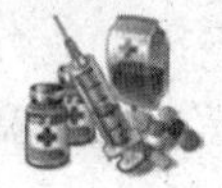

妊娠早期(13周末以前)孕妇每日补充的总热量可与妊娠前相同;

妊娠中期(14~27周末)的总热量应适当增加200kCal;

妊娠后期(第28周及以后)的总热量继续增加100kCal。

2. 均衡营养

保证母婴的正常营养需求基础上，防止营养过剩和营养不足。

蛋白质的来源可从鱼、蛋、瘦肉、奶类、大豆品摄入。

食谱中宜加入适量植物粗纤维。

烹调油选择植物油为主，最好为茶籽油、橄榄油。

3. 少量多餐

防止一次大量进食导致血糖升高太快，避免因体内空腹太久造成血糖太低，使血糖维持在正常水平。

每日饮食中按5~6餐来供给总热量。

运动指导

运动量亦根据个体需求，运动时间一般安排在餐后1~2小时血糖较高时进行，使心率保持在120次/分钟以内，一般选择缓步行走或上臂活动，每次30~40分钟。

注意避免空腹运动，以免诱发低血糖反应。避免剧烈运动，以不引起子宫收缩为适看，运动频率为每周3次以上。

运动过程中一旦出现饥饿、头昏眼花、四肢无力、冒冷汗等症状，表示血糖过低，继续运动有危险，要立即停下来，及时吃些糖果、饼干、果汁等零食，快速补充糖分。

药物治疗

药物治疗是妊娠合并糖尿病治疗的重要手段。妊娠期间可供临床使用的降糖药有两大类：一类是胰岛素，另一类是口服降糖药。胰岛素是目前公认的妊娠期首选降糖药。而口服降糖药物对母亲和胎儿的安全性和有效性一直存在较大争议。

1. 胰岛素治疗方案

最符合生理要求的胰岛素治疗方案为：基础胰岛素联合餐前超短效 / 短效胰岛素。基础胰岛素的作用能够达 12~24 小时，而餐前超短效或者短效胰岛素快速起效，可以有效控制餐后血糖。

（1）空腹（清晨或早餐前）血糖高的孕妇：选择中效胰岛素睡前皮下注射；睡前注射中效胰岛素的基础上空腹血糖达标而晚餐前血糖控制不佳者，采用早餐前和睡前 2 次注射，也可采取睡前注射长效人胰岛素类似物。

（2）餐后血糖升高的孕妇，餐时或三餐前注射超短效或短效人胰岛素。

（3）中效胰岛素和超短效 / 短效胰岛素联合，是目前应用最普遍的一种方法，即三餐前注射短效胰岛素，睡前注射中效胰岛素。由于妊娠期餐后血糖升高为显著，一般不常规推荐应用预混胰岛素。

（胰岛素用法见 P53）

2. 胰岛素应用期间的注意事项

（1）胰岛素初始剂量及调整

从小剂量开始，通常根据餐后 2 小时血糖升高程度加用餐前胰岛素用量，每次调整后观察 2~3 天血糖判断疗效，每次以增减 2~4U 或不超过胰岛素用量的 20% 为宜，直至达到血糖控制目标。

（2）妊娠过程中机体对胰岛素需求的变化

妊娠中、后期胰岛素需要量有不同程度的增加。妊娠 32~36 周胰岛素用量达高峰，孕 36 周后稍下降，根据个体血糖监测结果，孕期应不断调整胰岛素的用量，定期至门诊复诊。

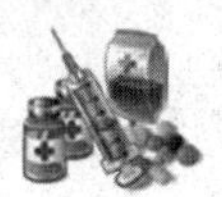

二、儿童与青少年糖尿病

近年来，糖尿病发病逐渐趋于低龄化，儿童及青少年的发病率明显上升。目前儿童及青少年糖尿病分为3种：1型糖尿病；2型糖尿病；特殊类型糖尿病。在我国，儿童及青少年糖尿病仍以1型为主，约占儿童糖尿病的90%；但2型糖尿病表现出明显的上升趋势。降低血糖、消除症状，预防和延缓各种急、慢性并发症的发生，提高生活质量，使糖尿病患儿能与正常儿童一样生活和健康成长是我们治疗的目的。以下是儿童与青少年糖尿病治疗过程中的一些注意事项。

1. 药物治疗

儿童1型糖尿病一经确诊常需终生依赖外源性胰岛素替代治疗。建议每日注射多次胰岛素，经济条件允许，建议使用持续皮下胰岛素泵输注。胰岛素泵可以很好地模拟人体生理性得分泌胰岛素，可使血糖控制更加平稳。使用也更加便利，从长远来看，也具有较好的远期性价比，属于一次投入，长期受益。使用的胰岛素建议应用胰岛素类似物，注射后可立即进食，不需要等待，方便儿童，青少年的生活。

2型糖尿病儿童与青少年表现为胰岛素抵抗和胰岛素分泌不足，原则上可先用饮食和运动治疗，观察2~3个月，若血糖仍未达标，可使用口服降糖药或胰岛素治疗以保证儿童的正常发育。由于儿童和青少年肝肾功能尚未完善，一些成人可用的降糖药物并不能安全得用于青少年。如胰岛素促泌剂（格列 **）、胰高糖素样肽 –1（GLP-1）受体激动剂（艾塞那肽，利拉鲁肽）儿童慎用，胰岛素增敏剂（瑞格 **）、肠促胰岛素 DPP-4 抑制剂（** 列汀）、钠 – 葡萄糖协同转运蛋白2抑制剂（** 列净）均不推荐儿童使用，α – 糖苷酶抑制剂（阿卡波糖）不推荐 18 岁以下儿童使用，二甲双胍可以用于 10 岁以上儿童，一般起始剂量为 500mg，2 次 /d，10~16 岁 2 型糖尿病患者每日最高剂量为 2000mg。

和成人 2 型糖尿病不同，其胰岛素敏感性会随着患儿生长、发育的改变而降低。因此需要加强血糖监测，定期复诊，调整治疗方案。

2. 饮食治疗

控制总热量，保证儿童生长发育；均衡饮食，保证足够营养，尤其蛋白质供应；避免高糖高脂食物，多选高纤维素食物，烹调清淡；定时定量，少量多餐，可以一日三餐主餐和三次加餐；进正餐和加餐的时间要与胰岛素注射液及作用时间相配。

3. 运动治疗

运动有利于患者身心健康，增强胰岛素敏感性，但也增加了 1 型糖尿病患者高血糖及低血糖的发生率，特别是运动之后再次运动更加明显。所以运动时间应注意避开胰岛素作用的高峰期，运动后减少夜间的基础胰岛素剂量，并监测血糖避免低血糖的发生。

高血糖可发生于运动前后或运动中，当 1 型糖尿病患者未注射胰岛素超过 12~48 小时，或有酮症，运动会加重高血糖和酮症的风险。因此，严重高血糖和有酮症时，患者应避免剧烈活动，对遗漏胰岛素注射者尤其需注意。但是另一方面，运动也会增加患者低血糖风险，对于体育锻炼活动，建议儿童每天活动 60 分钟，循序渐进，强度适当，注意安全。

4. 心理治疗和教育

糖尿病患儿往往需要心理上的开导和教育，这也是综合治疗非常重要的一部分，是促进患儿健康成长的关键环节。患儿心理方面的治疗不仅需要医院的关注，同时也需要得到社会、学校和家庭对糖尿病儿童更多的关心和爱护。

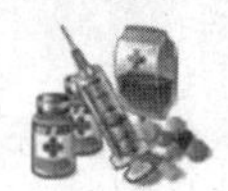

5. 加强血糖监测

患儿家长应该在家中备一台血糖仪，可以在餐前、餐后、睡前、运动前后进行血糖监测，及时发现低血糖和高血糖。1 型糖尿病患儿的血糖监测次数较多，一般每天需监测血糖 6~10 次，个别情况可能需要每天监测血糖 10 次以上，所以患儿家长要有耐心，更要有信心。

6. 定期门诊随访

一般患儿至少每 2~3 个月应到糖尿病专科门诊复查一次。

7. 健康教育

2 型糖尿病患儿及家长应该主动学习进行糖尿病的相关知识。应该了解糖尿病的诊断、症状，并发症的情况，了解糖尿病的饮食运动原则，了解青少年不同时期的血糖控制目标，了解如何注射胰岛素，不同口服降糖药的方法，了解如何监测血糖，包括监测血糖的技术以及何时需要测血糖，了解低血糖的症状和处理办法，了解高血糖的处理办法，了解伴发疾病急性期等特殊情况下的应急措施。只有熟练掌握这些，才能对糖尿病患儿的健康管理做到心中有数，才能配合医生取得良好的治疗效果。

8. 监测随访

除了血糖监测外，应定期进行身高、体重、血压、血脂和糖化血红蛋白的检测，定期进行糖尿病慢性并发症的监测，做到早发现，早治疗，早期调整。在保持正常生长发育的前提下，避免肥胖或超重，在避免低血糖的前提下，空腹血糖控制在 < 7.0mmol/L，糖化血红蛋白尽可能控制在 7.0% 以下。

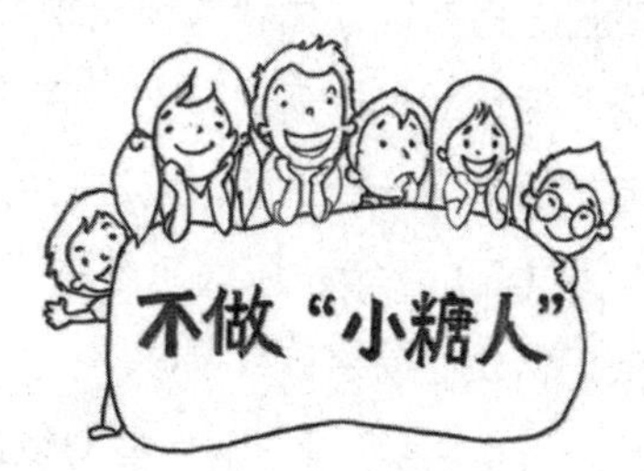

三、老年糖尿病

老年糖尿病是指年龄≥ 60 岁（WHO 界定> 65 岁）的糖尿病患者，包括 60 岁以前诊断和 60 岁以后诊断的糖尿病患者。根据中国社会科学院发布的《中国老龄事业发展报告（2013）》，中国 60 岁及以上老年人口有 19390 万，占总人口的 14.3%，其中 65 岁及以上人口为 12714 万， 占总人口的 9.4%。我国在 2007~2008 年的 2 型糖尿病患病率的调查显示，老年人（≥ 60 岁）患病率为 20.4%。老年人是糖尿病防治的重点人群。老年糖尿病的治疗目的是减少大血管和微血管并发症，提高生存质量和预期寿命。

1. 老年糖尿病的特点：

（1）2 型糖尿病是我国老年糖尿病的主要类型。

（2）老年糖尿病患者患病年龄、病程、身体状况、肝肾等重要脏器功能、并发症与合并症、合并用药情况、经济状况及医疗支持、对治疗的预期以及其预期生存期均不同。

（3）随着年龄的增长，老年糖尿病患者的听力、视力、认知能力、自我管理能力及运动耐力下降。应关注运动治疗的风险、重复用药或遗漏用药的可能。

（4）进入老年期之前诊断为糖尿病的患者大多病程较长，慢性并发症常见。新诊断的老年糖尿病多起病缓慢，无症状或症状不明显。多在常规体检或因出现并发症、伴发病检查血糖或尿糖时发现。但诊断糖尿病时一般已存在多种并发症，且比较严重。因此，老年糖尿病一经诊断，应进行全面而细致的并发症筛查。

（5）老年糖尿病急性并发症临床症状不典型，常同时与其他疾病伴发，易误诊或漏诊。

（6）老年糖尿病患者对低血糖耐受性差，伴有其他并发症（如

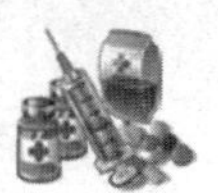

自主神经病变）或服用某些药物（如 β 受体阻滞剂普萘洛尔，倍他乐克等）易出现无症状性低血糖及严重低血糖。反复低血糖发生会加重老年糖尿病患者的认知障碍，甚至诱发严重心脑血管事件。

（7）老年糖尿病患者可伴有多种代谢异常，部分同时罹患肿瘤或其他伴随疾病。

2. 老年糖尿病治疗的注意事项：

（1）老年 2 型糖尿病患者易出现功能缺陷、认知障碍、抑郁、跌倒、尿失禁、营养不良等一组临床征候群，被定义为“老年综合征”。严重影响老年人生活质量，并且成为控制糖尿病的障碍。对此类患者应注重多方面机能的恢复，注意各种危险因素之间的累加效应。鼓励进行功能恢复训练、心理辅导，合理选择降糖药物，避免低血糖的发生。

（2）根据患者情况确定个体化血糖控制目标，HbA1c 控制目标应适度放宽。

（3）选择低血糖风险低的降糖药物、简单的治疗方案，将有助于减少低血糖的发生，有利于患者依从性的提高。

（4）生活方式干预依然是重要的治疗手段，有些血糖水平不太高的老年 2 型糖尿病患者，通过生活方式干预可获得相对满意的血糖控制；制订生活方式干预方案时应注意其并发症及伴发病、视力、听力、体力、运动耐力、平衡能力、是否有骨关节病变及心肺等器官功能情况，推荐个体化的方案；

（5）老年患者可能罹患多种疾病，会同时服用多种药物，药物间相互作用以及肝肾功能逐渐减退可能增加药物不良反应发生的风险；使用任何药物应慎重，用药前征求药师或医生的意见。

（6）在进行降糖治疗时要注意检测血压、血脂、凝血功能，如有异常及时就诊。

老年糖尿病血糖血压血脂治疗建议

患者临床特点/健康状况	评估	合理的HbA1c(%)目标	空腹或餐前血糖(mmol/L)	睡前血糖(mmol/L)	血压(mmHg)	血脂
健康（合并较少慢性疾病，完整的认知和功能）	较长的预期寿命	＜7.5	5.0~7.2	5.0~8.3	＜140/90	使用他汀类药物，除非有禁忌证或不能耐受
复杂/中等程度的健康（多种并存慢性疾病，或2项以上日常活动能力受损，或轻到中度的认知功能障碍）	中等长度预期寿命，高治疗负担，低血糖风险较高，跌倒风险高	＜8.0	5.0~8.3	5.6~10.0	＜140/90	使用他汀类药物，除非有禁忌证或不能耐受
非常复杂/健康状况较差（需要长期护理，慢性疾病终末期，或2项以上日常活动能力受损，或轻到中度的认知功能障碍）	有限预期寿命，治疗获益不确定	＜8.5	5.6~10.0	6.1~11.1	＜150/90	评估使用他汀类药物的获益（二级预防为主）

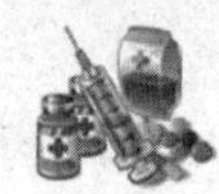

第七章 糖尿病患者应该怎样进行日常保健？

糖尿病是一种生活方式疾病。那么，改善生活方式，进行一些必要的日常保健就是必需的治病良药。《千金药方·养性》记载："每日必须调气补泻，按摩导引为佳，勿以康健，便为常然，常须安不忘危，预防诸病也。"阐述了保健推拿对于身体健康、预防疾病的重要性。《摄养枕中方·导引》中记述了"常以两手摩拭面上，令人有光泽，斑皱不生。"说明了按摩对于延缓衰老的作用及动静结合的养生观点。糖尿病在治疗过程中，除了应该积极配合药物治疗、控制各项指标之外，做好症状的日常保健工作也尤为重要。

一、糖尿病患者如何进行口腔护理?

研究证明，糖尿病患者容易发生口腔疾病。牙周病是最常见的口腔疾病，有将近22%已诊断的糖尿病患者时常受到牙周病的困扰。尤其是随着年龄的增长，牙龈问题的烦恼逐渐在血糖控制不佳的患者身上体现。糖尿病增加了患者受感染的机会，引发细菌侵入牙龈。因此，糖尿病患者需特别注重口腔护理。

1. 糖尿病对口腔的五大影响

（1）牙龈疾病

您仔细观察过牙齿吗？您经常使用牙线吗？您使用牙线时会出

血吗？这通常是牙龈疾病的早期症状。牙龈疾病一旦严重，支持牙齿的骨头会发生吸收，牙齿容易脱落。正确的刷牙方式、牙线的使用和科学的饮食习惯能够逆转早期牙龈疾病。通常，牙刷只能刷到70%的牙齿表面，需要配合牙线将牙缝中的牙菌斑和食物残渣彻底清除。但是牙线使用时切勿用力过猛，以免损伤牙龈。研究表明，良好的血糖控制能帮助机体抵抗口腔内的细菌或真菌感染，因此糖尿病病人应注意监测血糖。

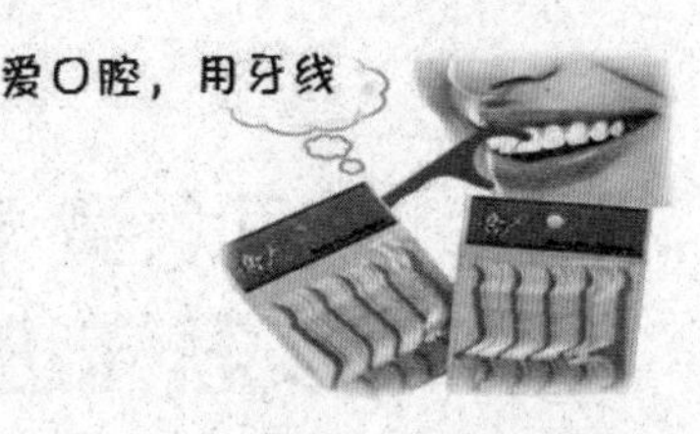

（2）口腔干燥

糖尿病患者通常唾液减少，引发口干舌燥。可以通过经常饮水，或者咀嚼无糖口香糖和健康松脆的食物来促进唾液分泌，缓解由糖尿病引起的口干。这一点十分重要，清洁食物残渣的唾液少容易引起龋病。

（3）口味变化

不知道您发现没有，自从患了糖尿病，以前最喜欢的食物口味如今尝起来并不如记忆中那么美好，这主要是因为糖尿病引起了人口味的变化。但是注意千万不要为了增加风味而在食物中加太多糖，这不仅影响饮食质量，还会导致龋齿。可以尝试将最喜欢的食物与不同口味、口感的调料搭配，体验不同的感觉。

（4）愈合缓慢

您是否注意到口腔中的单纯疱疹或伤口很难痊愈？这是糖尿病对口腔健康的另一大影响。血糖控制不好，容易导致伤口愈合缓慢。如果这样，建议您立即找口腔科医生就诊。

（5）感染

众所周知，糖尿病影响免疫系统，使患者发生感染概率大大增

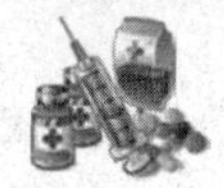

加。常见的口腔感染是一种被称为鹅口疮（念珠菌病）的真菌感染，真菌以唾液中含量较高的糖作为养分，在舌头和脸颊内侧形成一层白色涂层。鹅口疮在戴假牙的人中较常见，如果发生鹅口疮，需要每天进行牙齿清洁。

2. 糖尿病患者口腔的日常护理药师建议：

（1）控制血糖水平。注意日常检测血糖，适量运动并形成科学的饮食习惯，如果仍控制不佳，遵医嘱使用糖尿病药物，把血糖控制在合理的范围。

（2）确保每日早晚使用软毛牙刷刷牙，同时配合正确使用牙线，彻底清除口腔中的牙菌斑和食物残渣。

（3）餐后养成漱口的好习惯，如果您戴了任何形式的假牙，要记得每天清洁。

（4）避免吸烟。吸烟是糖尿病的危险因素之一，不仅对人体血管、血糖有影响，还会进一步升高牙周病发病率，危害极大，因此糖尿病患者应该避免吸烟，同时避免进入二手烟的环境。

（5）定期至正规医疗机构或牙科诊所进行口腔检查。

二、糖尿病患者如何护足?

糖尿病足是一种糖尿病慢性致残性并发症，十分常见，由持续高血糖或反复血糖波动引起，导致血管与神经病变，继而引发脚部皮肤的病变，最终发生细菌感染，严重的还会造成皮肤破溃甚至坏疽，且很难治愈。

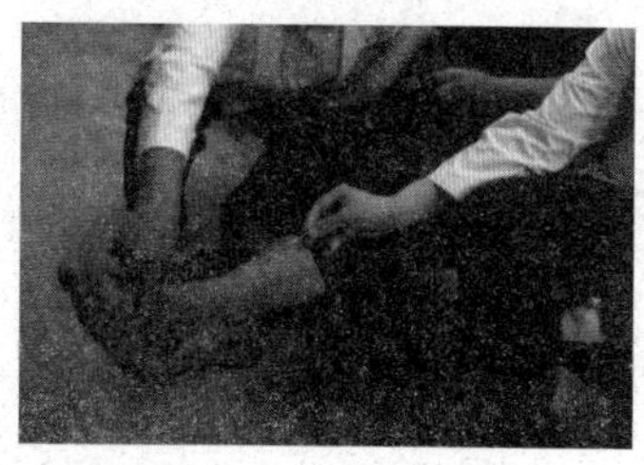

糖尿病足早期表现为下肢肢端发凉、皮肤瘙痒、感觉迟钝、浮肿、

麻木；继而痛觉减退或者消失，少数人还会出现针刺样、刀割样疼痛，夜间遇热后加重。严重者出现皮肤溃疡、脓肿，皮肤、血管、骨组织坏死、发黑。糖尿病足后期可能会导致不同程度的截肢，严重影响患者生活质量。因此，平时应以预防为主，注重足部护理、早发现、早治疗是关键。

1. 糖尿病对足部的两大影响

（1）下肢血管病变

糖尿病容易引起血管内皮功能损害，激发氧化应激反应，导致下肢动脉粥样硬化，且发病率与年龄的增加呈正相关。对人体的危害表现为下肢缺血性溃疡的发生，增加足部感染风险，严重的还会造成皮肤破溃甚至脚趾坏死，且难以治愈。

（2）间歇性跛行

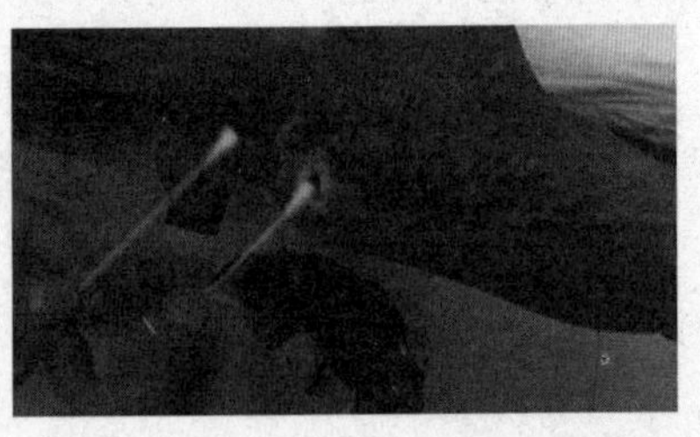

间歇性跛行表现为从开始走路，或走了一段路程以后（一般为数百米左右），出现单侧或双侧腰酸腿痛，下肢麻木无力，以至跛行，但稍许蹲下或坐下休息片刻后，症状可以很快缓解或消失，患者仍可继续行走，再走一段时间后，上述症状再度出现。间歇性跛行的发生与血管内血栓有关，血管由于粥样硬化，容易产生栓子，堵塞部分血管导致血流不畅，引发血管性间歇性跛行。

2. 糖尿病患者足部的日常保健药师建议

（1）不要赤脚行走

糖尿病患者常常会并发下肢血管病变，导致患者的下肢血流不畅，造成足部不敏感，所以赤脚行走时无法注意到小石子或其他东西而造成脚步受伤，引发感染，且难以治愈。

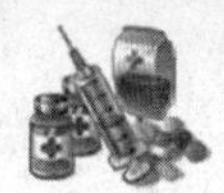

（2）保持足部皮肤柔软和湿润

糖尿病容易导致患者下肢出现皮肤干燥、水疱等，故秋冬季节可以使用润肤膏、乳液或其他护肤品来保护足部皮肤，防止干裂，降低感染的风险。

（3）保持足部清洁

每天用温度适宜的肥皂水洗脚，水温不要超过 40℃，注意不要用脚试水温，因为糖尿病人往往会有感觉迟钝，这时最好要请家人代劳，或者使用温度计，足部浸泡不要超过 10 分钟。特别注意清洗脚趾之间的皮肤，清洗之后要用柔软的毛巾轻轻擦干，尤其是指缝间的水，不要大力摩擦，要尽量保持干燥，避免滋生致病菌。

（4）定期修剪脚趾甲

定期修剪指甲有助于预防一些细微的足部损伤，但要避免剪得太短，引发甲沟炎造成足部感染，不好修剪的地方，可以用指甲锉或金刚砂。如果您发现趾甲有问题，要及时看医生，及时预防感染。

（5）选择合适的鞋袜

鞋子应宽松柔软，舒适合脚，如果在脚趾等地方有磨脚，最好购买防护垫以防足部损伤。选择袜子有讲究，夏季选择速干袜，冬季选择透气吸汗的纯羊毛或棉布袜，可考虑尝试五指袜防护每个脚趾。鞋袜都不要太紧，以免过度摩擦，袜子应每天更换，保持干净清洁。

（6）保持足部温暖

糖尿病患者足部对温度反应迟钝，因此冬天尽量不要用热水袋、暖水壶或电热毯取暖，也不要把脚放在电暖器前面，避免因感觉迟钝引起的烫伤。冬天要穿温暖的袜子和鞋，雨雪天气，不要让您的脚被淋湿。

（7）戒烟、限酒

糖尿病患者需严格戒烟、限酒。吸烟是糖尿病的危险因素，会损害血管内皮功能，减少身体输送氧气的能力。少量饮酒可以通血脉、散淤血，饮酒过多则会助湿热、伤肝肾、乱神志，因此对糖尿病患者而言，酒生大热，最好少喝。

（8）积极控制血糖

糖尿病可能会陪伴患者很久，患者平时应以预防为主，注重足部的各项护理，做好防治措施，不可忽略那些潜移默化的损伤。保护好自己的脚，才能避免不良后果、后悔终生。

三、糖尿病患者易患哪些皮肤病?

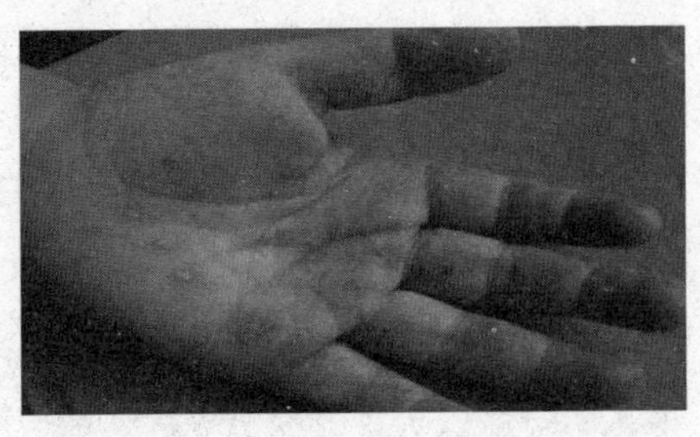

糖尿病是一种慢性代谢性疾病，血糖升高不仅会对血管、器官造成影响，也会对皮肤造成损害。据报告，30% 的糖尿病患者都有不同程度的皮肤病，其中最常见为皮肤感染、湿疹、瘙痒症，且病情与患者的年龄、血糖水平及糖尿病并发症等关系密切。

（一）皮肤感染

皮肤感染是糖尿病患者最好发的皮肤表现，其中血糖控制不佳和酮症酸中毒时更易发生，主要原因为局部皮肤干燥、皮肤小血管损害及末梢神经受累等。分为细菌感染、真菌感染和病毒感染。

（二）微生物感染所致皮肤病变

1. 细菌感染

据统计，糖尿病皮肤感染发病率约为20%，主要为化脓性感染，发病率显著高于健康人群。皮肤感染多表现为疖、痈、毛囊炎、汗腺炎、趾间及甲下感染，严重感染可加重糖尿病病情，主要由金黄色葡萄球菌所致。恶性外耳炎是一种少见但严重的外耳道感染，致死率达50%。

2. 真菌感染

在高血糖患者中，真菌感染发生率高达40%，且感染后不易治愈。真菌感染好发部位为外阴、黏膜、皱褶部位及指（趾）甲，主要由皮肤癣菌和白念珠菌感染所致。女性外阴念珠菌感染在糖尿病患者中最常见，另外，口角炎、甲真菌病、股癣及足癣亦较常见。

3. 病毒感染

糖尿病可能增加病毒感染发病率，多表现为单纯疱疹、带状疱疹及尖锐湿疣。

（三）血管病变所致皮肤改变

1. 坏疽

下肢动脉粥样硬化性病变中最严重的表现，常见的为湿性坏疽，

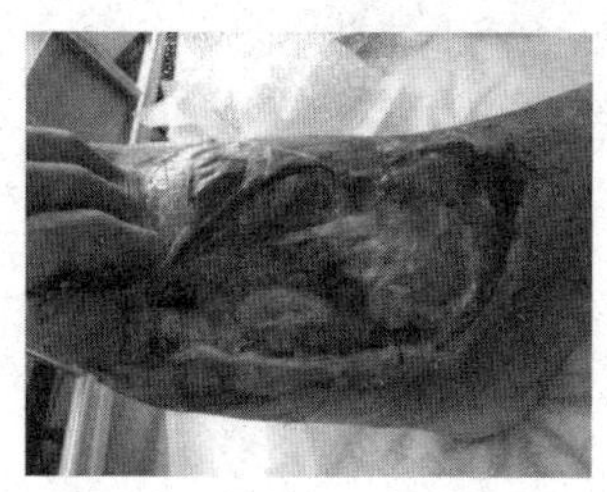

常见发病部位为足、外生殖器。坏疽与年龄成正相关，40岁以上糖尿病人群较非糖尿病人群足部坏疽发病率高约50倍，是导致患者活动能力丧失、残疾和死亡的重要原因，病情严重者可死于脓

毒症。

2. 丹毒样红斑

该类患者无发热、血沉增快和白细胞增多，以上表现需与丹毒相区分。丹毒样红斑主要好发于患者下肢和足背部，肉眼可见境界清楚的红斑，可能为局部微循环受累所致微血管功能性改变。

3. 无痛性水肿性红斑

多见于中年以上男性糖尿病患者，常发生于四肢及面部。酮症酸中毒患者的面部常潮红，病情控制不良者两颊及下颌可出现持续性潮红，伴毛细血管扩张，在血糖控制后扩张血管可恢复正常。

4. 紫癜

高龄糖尿病患者下肢好发，足部、小腿多见，一般为淤点。

5. 神经血管性溃疡

一般由血管病变、血液高凝状态及自主神经损伤引起。自主神经损伤所致溃疡多见于脚趾、足跟及趾骨等压力高和易反复损伤部位，可为无痛性溃疡，不易愈合。静脉性溃疡易发生于浅表静脉曲张相关部位，动脉性溃疡则常伴疼痛，多发生于远端。

（四）神经病变所致皮肤改变

1. 皮肤瘙痒症

多见于高龄糖尿病患者，可全身散发或局限于外阴及肛周，主要与感染、皮肤干燥或血液循环不畅有关，瘙痒是糖尿病起病症状之一。

2. 无汗症

糖尿病患者多发症状之一，表现为皮肤干燥，小腿伸侧尤为明显。

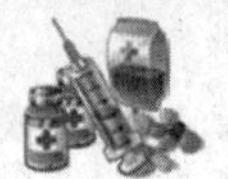

（五）胶原异常所致皮肤病

1. 环状肉芽肿

最常见于四肢远端伸侧，临床表现多样特殊类型包括巨大型、穿通性、皮下结节型及播散型环状肉芽肿。

2. 糖尿病性硬肿病

多见于伴糖尿病的肥胖成人，颈背部、肩部常见，表现为非凹陷性皮肤硬肿。

（六）代谢障碍相关皮肤病

1. 糖尿病皮肤黄瘤

眼睑黄瘤最常见，多见于中年患者。好发于睑近内睑处，为黄或橘黄柔软长形扁平或微隆起皮面的斑片，皮肤发展缓慢，持久不退。发疹性黄瘤在糖尿病患者中的患病率约为 0.6%，多见于控制不良的中老年男性。

2. 胡萝卜素沉着症

多见于糖尿病伴高脂血症者，血清胡萝卜素水平升高，常见于手足掌侧及鼻唇沟等部位皮肤变为橘黄色，无自觉症状，巩膜无黄染，预后良好。

（七）糖尿病相关其他皮肤病

1. 湿疹

发病率为 30%~40%，发生除与变态反应有关外，还与细菌和真菌感染密切相关。

2. 糖尿病性大疱病

多见于病程长、血糖控制不佳及伴有慢性并发症者。皮肤水疱多突然发生，可无自觉症状，多位于四肢末端，也可见于前臂或胸腹部，一般 2~5 周内自愈，不留瘢痕或萎缩。

糖尿病皮肤病护理药师建议：

1. 积极控制血糖是关键。良好的血糖控制是治疗皮肤感染的基础，空腹血糖要低于 7.0mmol/L，餐后要控制在 10.0mmol/L，如皮肤感染严重者，最好用胰岛素来控制血糖。

2. 积极抗感染治疗。皮肤感染严重，破溃者可做药敏试验，根据结果选用敏感抗生素。

3. 一旦皮肤破溃，应立即选用生理盐水、过氧化氢、碘伏等清洗伤口，并用敷料保持创面湿润，控制液体渗出。

4. 保持皮肤清洁，并使用润肤露。糖尿病患者每天都要仔细清洁皮肤，特别是手脚、外阴，同时由于免疫力低，皮肤容易干燥，所以清洗完要注意润肤，避免皮肤干燥。

5. 瘙痒难耐需治疗。轻度瘙痒，患者可通过润肤缓解；局部瘙痒难耐，患者切不可硬挠，应及时至医院就诊，使用止痒药物或者抗过敏药，以防进一步引发皮肤溃烂。

6. 清淡饮食，心情愉悦。远离煎炸、辛辣食物，多喝水，多吃蔬菜，同时培养良好的兴趣爱好，保持心情舒畅。

四、糖尿病患者易患哪些肝胆疾病？

肝脏是人体最重要的物质代谢和解毒器官，它能将脂肪与磷酸及胆碱结合，转变成磷脂，转运到体内其他部位，它又是人体合成、

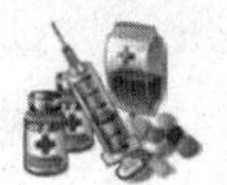

贮存和供给胆固醇的主要器官。肝脏合成的胆固醇在胆汁中与胆汁酸、磷脂形成微胶粒，胆汁中胆固醇、胆汁酸与磷脂含量的比例对维持胆固醇的溶解状态十分重要，胆汁酸或磷脂的减少以及胆固醇的过量，都会造成胆固醇饱和析出形成结石。

（一）糖尿病合并脂肪肝

胰岛素能抑制体内脂肪的分解，糖尿病患者因胰岛素缺乏，导致游离的脂肪酸增多，游离脂肪酸需要经过肝脏代谢，但过多的数量超过了肝脏的代谢能力，在肝细胞中堆积形成脂肪肝。其中，1型糖尿病中，脂肪肝的程度与糖尿病血糖的控制程度有关。2型糖尿病中脂肪肝的程度还与肥胖和病程有关。

（二）糖尿病合并肝炎

细菌性肝炎：正常胆汁无细菌，而对糖尿病伴胆囊结石患者的胆汁检测发现细菌存在率达90%，说明胆囊的炎症可波及邻近的肝细胞并使之损伤导致炎症。

病毒性肝炎：糖尿病患者免疫力低下，对病毒感染的抵抗力下降而易导致病毒性肝炎。

药物性肝炎：主要为服用降糖药物导致，氯磺丙脲对肝脏的影响最大。

（三）糖尿病合并肝硬化

长期慢性病毒性肝炎转化为肝硬化是糖尿病合并肝硬化最常见

的原因，以丙种病毒性感染最多。大量的脂肪长期堆积在肝细胞内，影响细胞内血液、氧气供应及自身代谢，造成肝细胞肿胀、炎症浸润及变性坏死，一旦肝脏发生纤维增生，也会引发肝硬化。

（四）糖尿病合并胆结石

据报道国内非糖尿病胆石症患者的发病率为 11.6%，糖尿病并发胆石症患者发病率为 31.5%，糖尿病的存在是胆石症发生的独立危险因素。糖尿病患者体内的胆固醇逐渐堆积，是形成结石的原因之一。其次，患者都有不同程度的微血管病变，胆囊的微血管病变可引起胆囊功能下降，胆囊内的胆汁滞留浓缩，导致胆固醇沉积于胆囊壁，是形成结石的另一原因。

糖尿病患者肝胆疾病的日常护理药师建议：

1. 合理膳食，粗细搭配营养平衡。糖尿病伴有肝胆疾病的患者体内容易脂肪堆积，故饮食上注意少油腻，尤其避免动物性脂肪的摄入，可以补充适量的蛋白质帮助清除肝脏内的脂肪。

2. 尽量避免饮酒。酒精高热量，过量的酒精可以引发高脂血症或造成代谢紊乱，使肝脏负担加重。糖尿病患者在饮酒时，伴随一些碳水化合物的进食，血糖即可升高，使糖尿病失去控制，故糖尿病患者尽量避免饮酒。患者如同时进行药物降糖治疗，酒精容易竞争降糖药物的肝脏代谢，导致药效增强，故在使用胰岛素或口服降血糖药物的糖尿病患者，要严禁饮酒。

3. 适量运动。通过一定的运动量维持糖尿病患者的理想体重及相对正常的血脂和血糖水平，对于肥胖病、糖尿病、高脂血症等所致脂肪肝的消退很有帮助。

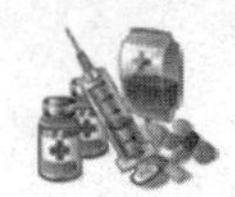

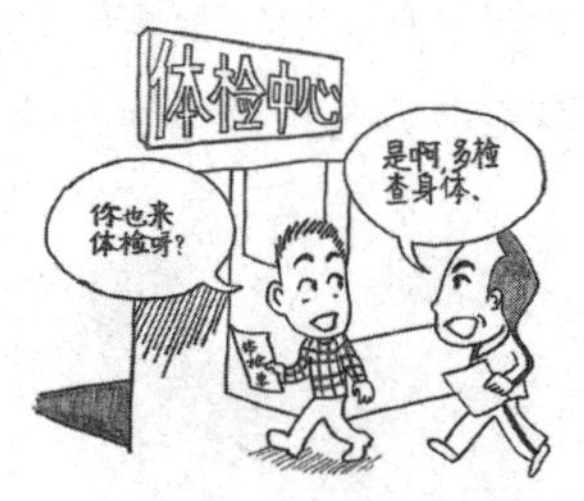

4. 糖尿病合并胆结石患者，必须按时进餐，多饮水，避免胆汁浓缩，同时在胆囊内潴留时间过长。

5. 每年定期体检，包括血糖指标、肝胆 B 超等，了解血糖控制和并发症进展情况，如有情况及时就诊。

五、糖尿病患者会导致骨质疏松吗?

提起糖尿病的危害，人们想到的往往是糖尿病肾病、足病、神经病变、视网膜病变以及大血管病变等，经常忽略一种发生在骨骼的糖尿病慢性并发症—糖尿病性骨质疏松症。据统计，近 1/3 的糖尿病患者合并骨质疏松症，导致骨折反复发生，其危害性大，致残率高，但知晓率很低。

骨质疏松“恋上”糖尿病的四大原因：

1. 钙吸收不足导致骨合成减少

人体内的维生素 D 可促进肠道对钙的吸收，并使它沉着在骨质。糖尿病患者体内的活性维生素 D 水平往往偏低，是影响钙等矿物质吸收的主要因素。

2. 排泄增加引发骨质流失

“消渴，小便反多，以饮一斗，小便一斗”，糖尿病患者多尿导致大量的钙、磷排出体外，引起钙流失和骨代谢异常，如不额外补充钙剂，就会造成 “负钙平衡”。为保证生理功能的正常运行，人体会动用骨库的钙来维持体内的离子钙平衡，久而久之，骨钙“亏空”、骨质脱钙，最终导致骨质疏松。

3. 胰岛素缺乏影响骨合成

糖尿病患者均存在胰岛素分泌绝对或相对缺乏，而胰岛素缺乏打破了骨形成与骨吸收的平衡。1型糖尿病患者胰岛素分泌绝对缺乏，引起骨量减少，骨密度减低；2型糖尿病患者胰岛素分泌相对缺乏，胰岛素敏感性下降，影响蛋白质的正常代谢，骨基质合成减少，骨强度下降，增加了糖尿病患者骨质疏松的风险。

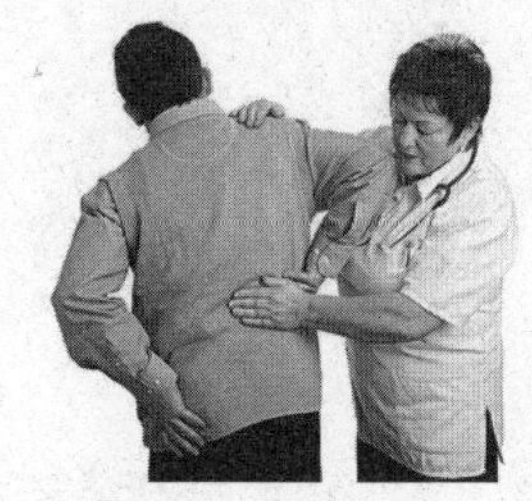

4. 部分降糖药加速骨质疏松

经研究证实，噻唑烷二酮类降糖药（罗格列酮、吡格列酮等）可使骨髓中脂肪细胞增多，成骨细胞数量减少，骨形成率下降，增加骨折发生率。

糖尿病患者骨基质减少、骨密度降低，是骨质疏松症的高危人群。

糖尿病患者骨质疏松的日常护理药师建议：

1. 控制血糖。积极有效地控制血糖是防治关键。做到有效控制血糖、合理使用降糖药物、预防糖尿病并发症特，科学维持身体内离子钙的平衡，进而减少糖尿病患者骨质疏松和骨折的风险。

2. 营养膳食。糖尿病饮食要保持营养均衡，为维持生理功能正常，患者平时应多进食钙含量高的食品，乳制品是含钙最丰富的，如牛奶、豆制品等，此外像海带、鱼虾、紫菜、白菜、油菜等钙含量也十分丰富。

3. 户外运动和生活方式干预。规律性的有氧运动，每天半小时中等强度活动，如慢跑、快走、打太极拳等，不仅能帮助糖尿病患者控制血糖和体重，还有利于强健骨骼；平日里有规律地多晒太阳，阳光可参与制造维生素D。另外，糖尿病患者必须远离一切不利于骨骼健康的生活习惯，比如吸烟、酗酒、大量饮咖啡、浓茶等。

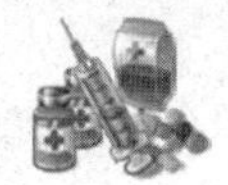

4. 促进骨矿化：增加钙的摄入和吸收，可降低骨质疏松性骨折的风险。

钙剂：每日需补充元素钙 400~800 mg，对绝经后妇女和老年患者可适当增加到 600~1000 mg，如采取一日三次用法，最好是餐后 1 小时服用，减少食物对钙吸收的影响；如一天一次，则宜睡前服用。

活性维生素 D：维生素 D 是有效钙吸收过程所必需的。由于老年人肾功能衰退、肾脏合成活性维生素 D 的能力下降，宜选用活性维生素 D 制剂，如骨化三醇，每日口服 0.25~0.5 μg，该药无须经肝、肾羟化，直接参与骨矿代谢；阿法骨化醇需经肝脏进一步羟化为骨化三醇后才能发挥作用，每日口服 0.5~1.0 μg。

5. 严重患者可联合使用抗骨质疏松药物：包括抑制骨吸收、促进骨形成及双重作用机制等三大类药物。

抑制骨吸收的药物：主要有双膦酸盐类、降钙素类、雌激素类及选择性雌激素受体调节剂等。选择钙剂、维生素 D 或者一种骨吸收抑制剂的“三联药物”治疗是目前较为公认的治疗方案，双膦酸盐尤其是阿伦磷酸钠是目前应用最广泛的抑制骨吸收的药物。

促进骨细胞形成的药物：主要有甲状旁腺激素，可有效增加腰椎骨密度，降低骨折风险。

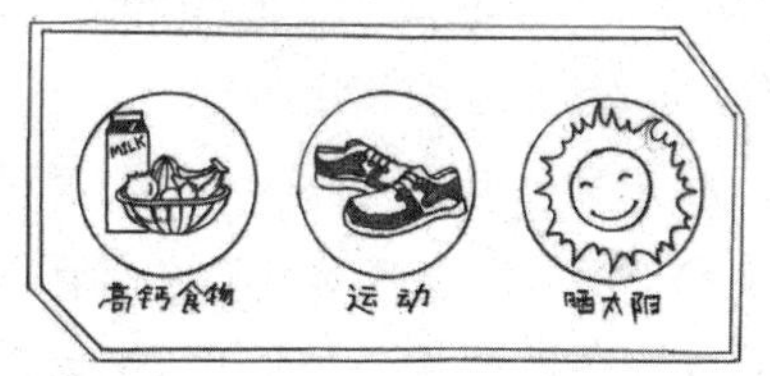

双重作用机制药物：锶盐可同时作用于成骨细胞和破骨细胞，具有抑制骨吸收和促进骨形成的双重作用，但有增加心脏病、栓塞等的风险，故需严格限制其使用。

六、糖尿病会导致性功能受损吗？

血糖的异常升高可导致周围神经的病变，继而影响阴茎的触觉，降低了阴茎的勃起反应。糖尿病导致的粥样硬化斑块造成阴茎海绵体中的毛细血管基底膜增厚，影响血液供应引发勃起困难。此外，糖尿病还会降低患者的性激素水平，从而影响性功能。

糖尿病合并性功能受损患者的药师建议：

1. 控制糖尿病。逐渐恢复性功能水平。将血糖控制在正常范围可以有效减少和消除高血糖对神经的损害。积极治疗并发症，在并发症好转时糖尿病性功能障碍也会自动好转或消失。

2. 针对性饮食。提高机体的抗病能力。适当多食海虾、泥鳅、黄花鱼、甲鱼、兔肉、韭菜、驴肉、核桃、黑豆等，帮助性功能的恢复。

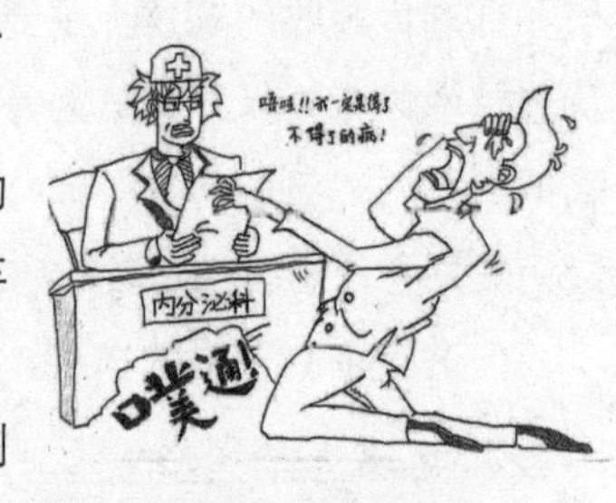

3. 保持乐观的心态。糖尿病性功能障碍患者的心理压力很大，应摒弃悲观的心态，树立战胜疾病的信心，配偶应该给他们更多的关心，千万别再一味指责、挖苦、讽刺、羞辱对方，避免不良情绪的刺激。

4. 摒弃一些不良的生活习惯。糖尿病患者避免长期大量酗酒和吸烟，大量酗酒可引起内分泌失调和功能紊乱，吸烟可损伤血管内皮功能导致血管病变，引发阳痿；同时远离手淫或者纵欲过度等不良习惯。

5. 药物治疗。糖尿病性功能障碍中，神经病变引起的占 65%。对神经病变的治疗可以有效改善性功能，可适当使用一些营养神经的药物如维生素 B，另外还可选择一些治疗阳痿的药物西地那非等。

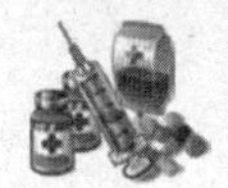

6. 接受正规医院的治疗。性功能障碍患者往往内心较封闭，到处找秘方、找游医胡乱治疗，结果越治越糟糕，钱花了不少病没治了，因此患者应减少心理压力，及时去正规医院治疗，尽早拥抱健康。同时，正规医院还有完善的保密措施，完全可以保障您的隐私权不被侵犯。

七、肥胖的糖尿病患者如何减轻体重?

糖尿病并发心脑血管病变最为常见，包括高血压、高脂血症、冠心病等，他们互相影响，相互作用，这些并发症又与超重、肥胖有着密切的关系。因此，在治疗糖尿病过程中，不能只关注血糖的控制情况，还要控制好体重，才能有效地全面改善代谢综合征。

（一）营养控制

1. 控制总能量。肥胖者要减少热量的摄入，使体重下降，增加机体耐胰岛素的敏感性，而且达到了理想体重后糖耐量往往会显著改善。高于正常体重的 2 型糖尿病患者，推荐按照 25~30 kCal/ (kg 标准体重 •d) 计算，再根据患者身高、体重、性别、年龄、活动量、应激状况等调整为个体化能量标准。不推荐长期 <800 kCal/ d 的极低能量膳食。

2. 营养膳食。饮食上注意“三低”，即低脂、低热量、低糖为基本原则。，蛋白质摄入量在总能量 15%~20%、脂肪在总能量 30% 以下、碳水化合物在总能量 45%~60%。碳水化合物要注重食物品种的选择，不能单纯降低谷类主食量，以避免低血糖的发生。

蛋白质应供应充足，避免出现体虚的现象，同时严格限制饱和脂肪酸与反式脂肪酸的摄入量，限制动物性脂肪和高胆固醇食物的摄入。

评分指标	分值
BMI（kg/m^2）	
超重	≥24
肥胖	≥28
或	
腰围（cm）	
腹型肥胖	
男性	≥90
女性	≥85

注：BMI：体重指数

肥胖的诊断标准

饮食要清淡，减少油、盐、糖的用量。保证丰富的维生素、矿物质和膳食纤维摄入，推荐每日膳食纤维摄入量为25~30 g或10~14 g/1000 kCal，有利于降脂、减肥。

（二）运动治疗

运动治疗是与药物治疗、饮食控制相互配合的必要措施，尤其对2型糖尿病肥胖患者的综合管理具有重要作用。

1. 运动前先咨询专业医生，结合年龄、习惯等因素，对自身病情、身体耐受程度进行评估，特别是心肺功能和运动功能，制定个体化运动方案。

2. 运动方案应考虑运动频率、运动强度、运动时间、运动类型和运动量5大要素。最好选择简单、方便、不需要特殊设备等投入，

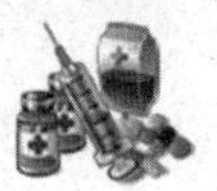

以便于长期坚持的项目，以有氧运动为主，如步行、广播体操、太极拳、乒乓球等。

3. 注意事项：运动疗法不应操之过急，应从轻度运动开始，根据耐受能力逐渐增加活动量，运动前后要加强血糖监测，运动量大或激烈运动时应调整食物和药物，最好每段时间固定好运动量，T2DM 合并肥胖患者，运动时应注意预防关节疼痛和不适。

4. 哪些糖尿病患者不宜采取运动疗法：

（1）1 型糖尿病患者、空腹血糖 > 16.7mmol/L、有明显的低血糖或者血糖波动较大的患者，在控制好血糖之前，最好不宜采取运动疗法。

（2）有明显的眼底出血、视网膜剥离或者青光眼患者，应在病情控制后再参加运动。

（3）有糖尿病肾病，尿中出现蛋白、红细胞的应主动减少运动量。

（4）伴有糖尿病足的患者应控制运动量和保证运动安全，严重者不宜运动。

（5）伴有严重心功能不全、心绞痛或心肌梗死的患者不宜采取运动疗法。

（三）心理干预

对于肥胖的糖尿病患者应该加强心理干预，通过专业心理医生或者糖尿病专科医生的心理指导，帮助患者正确认识疾病发病原因，有效地改善生活方式，建立自信。血糖控制良好可以增强患者战胜疾病的信心，容易缓解患者对肥胖或超重的心理障碍，让更多患者接受运动等其他治疗，提高生活满意度。

（四）药物治疗

1. 治疗原则

（1）在选择降糖药物时，应优先考虑有利于减轻体重或对体重影响中性的药物；

（2）需要胰岛素治疗的 2 型糖尿病合并肥胖患者，建议联合使用至少一种其他降糖药物，如二甲双胍、胰升糖素样肽 1 受体激动剂、α－糖苷酶抑制剂、二肽基肽酶 4 抑制剂等，从而减轻因胰岛素剂量过大而引起的体重增加。

（3）体重控制仍不理想者，可短期或长期联合使用对糖代谢有改善作用且安全性良好的减肥药。

2. 常用降糖药物对血糖、体重的影响

分类	HbA_{1C}	体重	内脏脂肪
胰岛素	↓↓↓	↑↑	-
噻唑烷二酮类	↓	↑	↓
磺脲类药物	↓↓	↑	-
格列奈类药物	↓↓	↑	-或↓
GLP-1 受体激动剂	↓↓	↓↓	↓↓
二甲双胍	↓↓	↓	—
α-糖苷酶抑制剂	↓	←→或↓	-
DPP-4 抑制剂	↓	←→	←→
SGLT-2 抑制剂	↓	↓↓	↓

注：↓：降低；↑：增加；←→：中性；-：不明确

常用降糖药物对血糖、体重的作用

（1）各种降糖药物的作用机制不同，对体重的影响也存在差异。

（2）2 型糖尿病合并肥胖患者在选择降糖药物时，应兼顾血糖和体重，尽可能选择降糖效果肯定同时不增加体重的药物。

（3）勿轻信不正当宣传药品

有些药店、电视广告、报刊等夸大宣传药品效果，糖尿病患者切勿轻信。同时社会上也有一些游医、祖传秘方等最好也避而远之，相信并选择正规途径、正规医院接受正规治疗才是控制血糖和体重的正确道路。

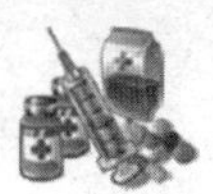

八、药酒，保健品是治疗糖尿病的神药吗?

当今社会，养身已成为一种时尚。很多人都喜欢喝药酒，认为药酒具有补血益气、滋阴温阳的强身健体作用。可是，药酒能治疗糖尿病吗？同时，随着人们对健康的愈加关注，保健品目前在市场上越来越受欢迎，很多糖尿病患者将希望寄托在被“吹”得神乎其神的保健品身上。那么糖尿病患者能否完全依赖保健品控制血糖?

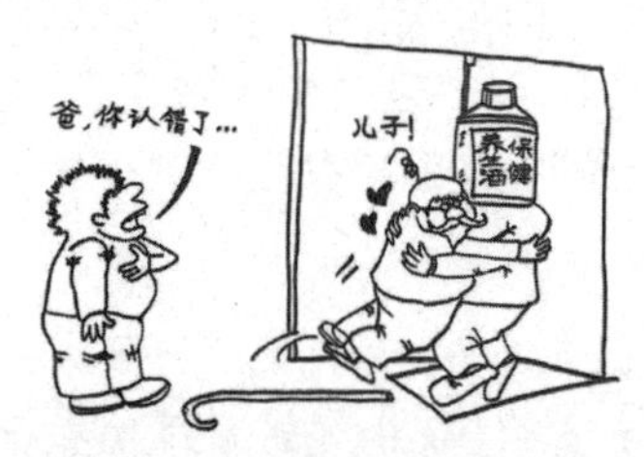

答案当然是否定的。迄今为止，医学界还未找到彻底治愈糖尿病的良方。糖尿病只能控制，治疗需要经历漫长的过程，患者必须有一定的耐心和依从性。

我们先来说说药酒——中医认为，酒为水谷之气，味辛甘，性大热。中国古代流传将药材用白酒浸出，制成补阴壮阳、调理脏腑、祛病健身的具有养身功能的药酒。不可否认，老祖宗发明的中药浸出方法使药酒中含有不少中药的有效成分，药酒具有一定的调理功能，但是药酒不是药，无法科学、系统地控制疾病。因此，单纯依靠药酒来治疗糖尿病的想法非常不切实际，不仅不能控制血糖，可能还会造成不良后果。

1. 药师提醒您，喝药酒该注意些什么?

（1）药酒是高热量的液体，容易造成血糖不稳定，最近血糖控制较差、出现低血糖的患者以及有严重的糖尿并发症伴有脂肪肝或者肝功能损害、高脂血症和痛风的患者禁止饮用!

（2）药酒为白酒泡制，糖尿病患者不可过量饮用

① 过量酒精伤肝，并可直接损伤胰腺，影响消化功能，导致糖

脂代谢出现障碍。

② 糖尿病患者过量饮酒，容易加重高血压、高血脂、痛风、动脉粥样硬化等疾病。

③ 酒性大热，不规律或者过多饮酒容易导致热量摄入不均，对控制血糖、体重非常不利。

（3）切忌空腹饮用药酒

① 最好在进餐时或者餐后饮用，以避免刺激胃黏膜。

② 空腹饮酒容易引发低血糖反应。

③ 睡前喝药酒要适量，谨防血液循环加快，精神过度兴奋。

（4）理性认识药酒

再次强调，药酒不是药，仅有一定的“辅助治疗”之用。因此，面对铺天而来的广告宣传，糖友需保持谨慎的态度，切忌不能存在单纯靠喝药酒治疗疾病的想法，如有身体不适，应相信正规医院的正规治疗。

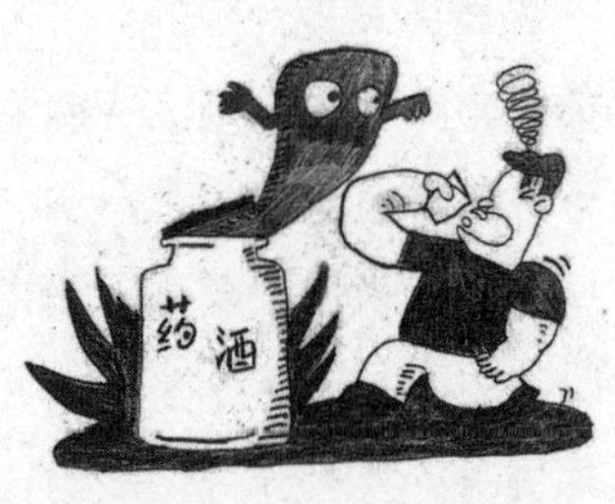

时下，各种降糖产品鱼龙混杂，有些是介于食品和药品之间的保健品，有一定的辅助治疗作用；也有一些假药，可能非法添加了降糖西药，却打着保健品的幌子招摇撞骗，吹嘘疗效。需要告知大家的是：保健品不能用来治疗糖尿病！

2. 保健品购买时需注意什么，药师来教您！

（1）保健品不能代替药品

糖尿病患者切勿轻信广告，尤其是“包治百病”、“降糖立竿见影”等宣传字眼，很多产品利用患者希望摆脱病魔的迫切心理，过度宣扬疗效。一句话，保健品不能代替规范的糖尿病药物治疗，患者应理性对待。

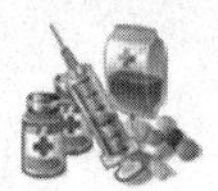

（2）盲目增加使用保健品

很多保健品为中药成分，不可否认，中医药对糖尿病等慢性病的防治有着丰富的治疗经验。有些人认为，中西药结合疗效好，殊不知有些中药保健品中药物所含成分和正在服用的西药药物存在重叠，容易引起降糖过度出现低血糖或增加不良反应发生，切不可盲目增加使用。

（3）一招学会区分真假

购买保健品应该仔细阅读保健食品标签和说明书，看清标明的功效成分、名称、含量，以及与保健功能有关的原料名称。同时，仔细查看包装上的批准文号，有“国药健字”、“卫食健字”的属于保健品，“国药准字”的属于药品。切忌，不要买“三无”产品，质量得不到保障的保健品，谁能保障他的疗效?

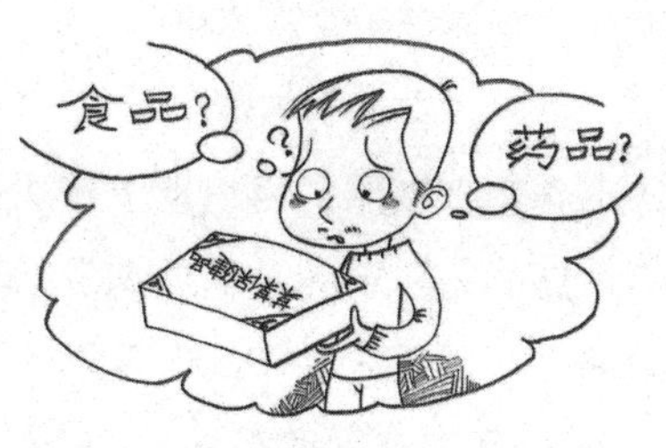

保健品只是保健品，并不能代替药品，也并非适合所有人，希望糖尿病患者谨慎对待，切忌盲目用药，如有疑问可以随时咨询医师或者药师。

九、糖尿病患者如何进行心理疏导?

当医生初次诊断您为糖尿病或者糖尿病愈发严重时，您是否会产生心理负担或增加很多不良情绪?

1. 初诊血糖偏高一点：您可能认为仪器会不会有问题? 今天是不是出门多吃了一点? 认为是血糖偏高一点是小事情不妨碍，就采取放任的态度，尤其是医生提出的饮食、运动管理存在诸多约束，倍感厌烦，最终治疗断断续续。

2. 初诊血糖偏高很多：会震惊，怀疑，忧虑。不可能，这家医院水平有问题，明天换一家看看。吃很多药对我身体会不会有副作用？大家可能会存在这样的心理，很正常，谁都不希望看到自己身体发出报警。

3. 糖尿病愈发严重：天打五雷轰，完蛋了，好压抑。前期饮食和运动治疗怎么没见效？吃药了还控制不了是不是没救了？很多人容易产生怀疑和悲观的想法。

产生这些心理变化都是正常的，您不必压抑情绪，因为患上糖尿病并不是您的错，要知道糖尿病发病率非常高，仅我国已有9000多万的糖尿病患者，所以请别埋怨自己、埋怨他人、埋怨上天不公。希望大家将埋怨化作动力来正视糖尿病，因为你不是孤立无援，有我们药师、医生、护士和您站在一起，同样不要将宝贵的时间浪费在重复诊断上，因为越早接受糖尿病越有利于尽早治疗。

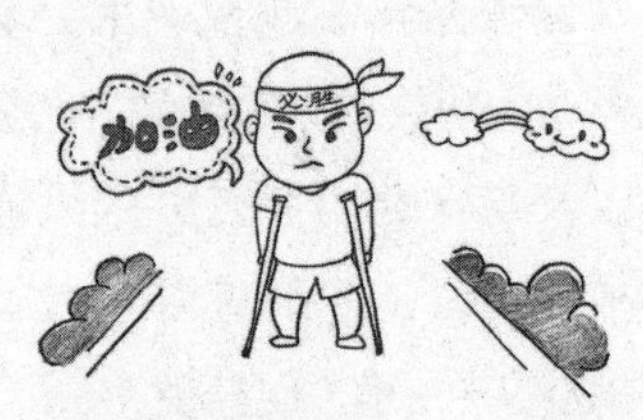

那么，糖尿病患者的应该进行怎样的心理调节？药师来教您一些自我心理调节的方法。

1. 克服悲观情绪

“怒伤肝，喜伤心，思伤脾，忧伤肺，恐伤肾”，情绪变化超过正常限度，就会对人体有害。据研究表明，糖尿病患者在情绪安定时病情容易缓解，因此糖尿病患者要学会面对现实，控制情绪，化消极情绪为积极情绪。尤其是青少年患病，家长更要以平静的心态来对待疾病，不在孩子面前流露出对疾病的过分担心、焦虑或抱怨，在轻松的氛围中谈论疾病，使孩子受感染而消除不良情绪。

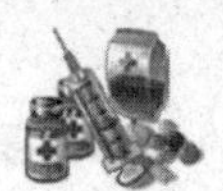

2. 尽量避免心理刺激

事实表明，糖尿病患者在恐惧、紧张等负性情绪影响下，血糖浓度显著增高，尿中的糖和酮体的含量也会增高。因此应尽量避免心理刺激。如果遇到心理刺激时应尽量正确对待，保持情绪稳定，这是防止糖尿病病情发展的重要措施。

3. 提高对饮食的管理

糖尿病患者应严格遵照医生的指导，定时定量地进餐，并养成良好的进餐习惯。一些糖尿病患者，由于对饮食的自我监控能力意识薄弱，自我调节的能力差，容易在病情稳定时打破定时定量进餐的习惯，而造成病情反复。其实，任何习惯都是养成的，养成定时定量进餐的习惯对糖尿病患者终生有益。

4. 树立与糖尿病斗争的信心

有一些患者认为糖尿病是终生疾病，并且容易并发严重的症状，因而他们失去了与糖尿病做斗争的信心。其实，糖尿病患者只要按照医生的意见进行治疗，保持乐观的情绪，养成严格的饮食习惯，就可以和健康人一样颐享天年。

第八章 糖尿病患者如何加强自我教育?

糖尿病是一种慢性疾病，虽然在目前的医疗水平下尚无法根治，但控制的方法有很多，不必悲伤和焦虑。前面我们对糖尿病的发病原因、治疗方法等知识有了详细的了解，其实糖尿病的控制最终在于自己。希波克拉底曾说过，“最好的医生是自己”，面对糖尿病我们要加强自我教育，以开放的心态和积极的行动捍卫糖尿病的控制成果。

一、糖尿病的相关纪念日

1. 联合国糖尿病日

联合国糖尿病日其前身是世界糖尿病日（World Diabetes Day），它成立与 1991 年，是由当时的世界卫生组织和国际糖尿病联盟共同发起的。自 1992 年起每年的 11 月 14 日举行庆祝活动，纪念 Frederick Banting 诞辰，他与 Charles Best 一起于 1922 年在发现胰岛素（用于拯救糖尿病患者生命的疗法）方面发挥了作用。

unite for diabetes

在组织和联盟的共同推动下，“世界糖尿病日”逐渐引起全球各国以及人民对糖尿病的警觉和醒悟。2006 年底联合国发布决议，自2007年起，“世界糖尿病日”正式更名为“联合国糖尿病日”，将专家、学术行为上升为各国的政府行为，促使各国政府和社会各界加强对糖尿病的控制，减少糖尿病的危害。

联合国糖尿病日的成立，促使世界各国进一步加强糖尿病的宣传教育、防治和监测，提高国民对糖尿病的认识，为预防和有效控制糖尿病起到了积极的作用。

联合国糖尿病日的标志是一个蓝环，代表了糖尿病是世界性的疾病，已经成为联合抗击糖尿病宣传运动的标志。这个标志是在2007年通过，用以标志联合国糖尿病日决议的通过。蓝环的意义重大，象征着不同文化传统的国家人民共同的生命和健康，蓝色反映了所有国家共同拥有的一片天空，同时蓝色也是联合国旗的颜色，环状圆圈象征着针对糖尿病流行而成立的全球糖尿病社区的大联合，糖尿病治疗产品的大联合。

2. 糖尿病规范注射日

胰岛素治疗是控制高血糖的重要手段。但与口服药物相比，胰岛素治疗涉及更多的环节，如注射前的消毒、胰岛素笔的使用、胰岛素笔芯的装填、胰岛素针头的选用、注射部位的选择、胰岛素的保存等等，众多因素导致胰岛素注射现状不尽如人意。

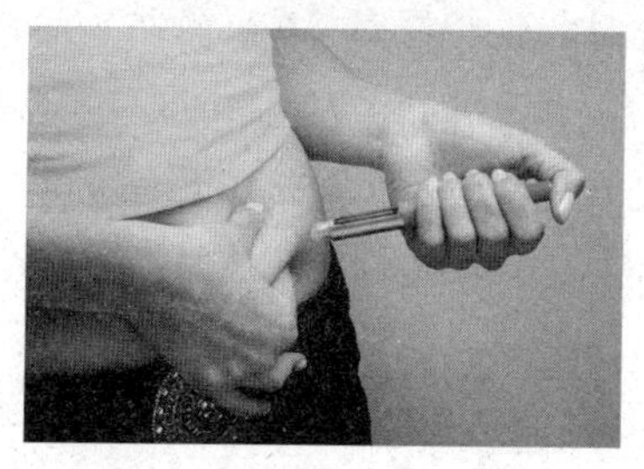

合理的胰岛素治疗方案、规范的注射技术以及对胰岛素注射笔和针头的正确使用是胰岛素治疗的关键三要素。而目前，尽管使用胰岛素可提高血糖达标率已成为全球医生的共识，我国已经使用胰岛素的患者血糖达标率仍然不高，患者对注射技术掌握不到位、胰岛素注射笔和针头的不规范使用是其中重要的原因。

为了规范胰岛素注射技术，消除部分胰岛素患者的心理误区与障碍，提高糖尿病患者血糖达标率，中华医学会糖尿病分会于2010年8月14日正式颁布了首部《中国糖尿病胰岛素注射技术指南》(以下简称《指南》),并将每年的11月7日定为“糖尿病规范注射日”。

“糖尿病规范注射日”致力于实现对注射治疗的“三多三少”，即了解多一些、规范多一些、血糖达标多一些；误区少一些、并发症少一些、生命的代价少一些，使“规范注射、安全达标”的理念深入人心。

二、糖尿病的相关组织

1. 国际糖尿病联盟（IDF）

国际糖尿病联盟是全球唯一的糖尿病友和糖尿病健康服务提供者（包括糖尿病科研、诊疗等专业人士）的联盟，成立1950年，是一个非政府性组织，至今已在超过150个国家发展了超过190个组织。

国际糖尿病联盟的使命是促进全球性的糖尿病关护、预防、治疗，是世界卫生组织负责糖尿病事务的最高机构。联盟和旗下的分支组织一直在全球范围内为提高糖尿病人的生活质量而奋斗。

2. 中华医学会糖尿病分会（CDS）

中华医学会糖尿病分会（CDS）前身为1985年成立的中华医学会内分泌学会糖尿病学组。1987年经中华人民共和国卫生部批准，学组以"中华医学会糖尿病学分会"的名义加入国际糖尿病联合会（IDF）。1991年，第三届中日友好糖尿病学术交流暨第四次全国糖尿病学术会议上中华医学会糖尿病学分会正式宣告成立，标志着我国糖尿病的防治工作进入了一个新阶段。

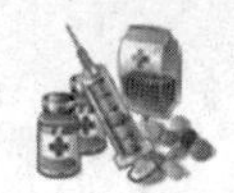

糖尿病学分会的使命是通过教育、研究和医疗来预防、治疗和根除糖尿病。糖尿病学分会专业会员主要包括国内主治医师以上的内科、内分泌和糖尿病专业医师、营养师共 1500 余人，目前已建立了糖尿病足病和糖尿病学教育学组。糖尿病学分会一直致力于通过糖尿病流行病学调查、预防、治疗、科研和患者宣教等多种途径促进我国糖尿病学术交流与提高学术水平。

三、怎样积极面对糖尿病?

看到体检化验单上的血糖值超标，想到周围糖尿病患者越来越多，莫名的担心涌上心头。糖尿病是怎么回事？我是因为平时甜食吃多了么，怎么样才能将血糖值降到正常范围？无数的问题萦绕着自己。只有了解糖尿病，认识糖尿病，配合好医生进行治疗，才能控制住糖尿病，才能健康长寿。

正确的认识来源于正规的医院，来源于权威的糖尿病防治知识讲座，来源于专业的书籍和糖尿病网站，可能您还未受到糖尿病的困扰，可能您已积累了糖尿病防治的宝贵经验，不管如何，希望您成为一个有心人，珍惜并把握身边获取知识的机会，正视疾病，了解知识，爱护健康。

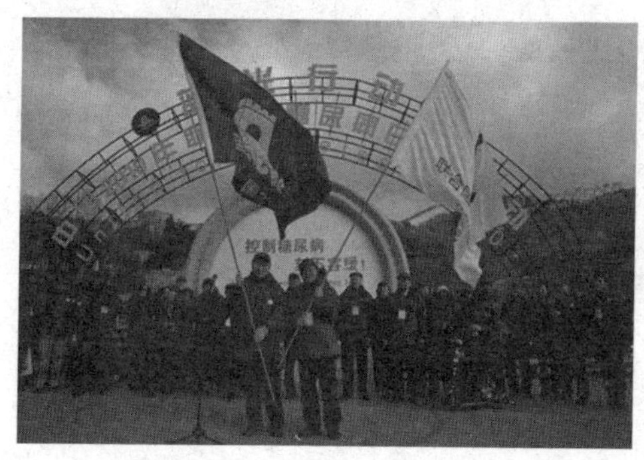

“蓝光行动”，起源于 2007 年，是由中华人民共和国卫生部疾病预防控制局、中华医学会糖尿病学分会围绕“联合国糖尿病日”开展的大型糖尿病防治宣

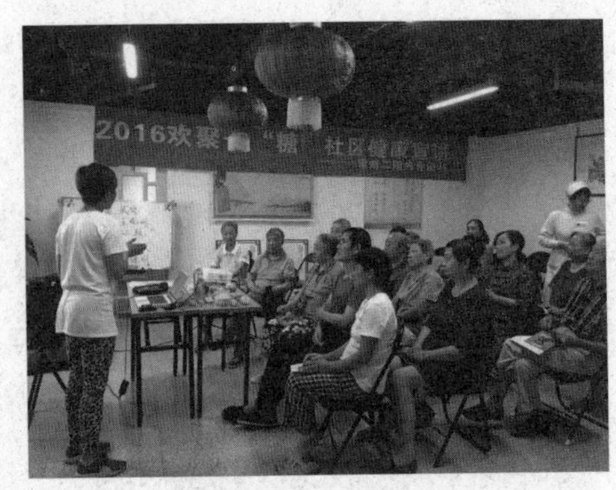

传行动。从2010年起，中华医学会每年于联合国糖尿病日期间，在全国范围内开展公众糖尿病教育并团结社会各界共同致力于糖尿病的预防和治疗。

各个地区由医学会联合医院开展的多种形式如义诊咨询、健康教育、科普讲堂等活动，有效普及了糖尿病相关知识，科学系统地筛查了糖尿病患者，增加了人们对糖尿病的认知水平，提高了公众防治糖尿病的健康意识，得到了社会各界的广泛关注和大力支持。

作为一名关爱健康的朋友，希望您能成为一名有心人。糖尿病不可怕，可怕的是您一点不重视。

1. 每年进行一次健康体检，尤其是50岁以上的朋友，发现任何异常及时咨询医师。

2. 平时养成读书看报、收听健康的好习惯，或者手机微信关注一些医院、健康科普的公众号，了解健康、养生等方面的知识。

3. 主动获取走出家门。社区如有健康义诊、科普讲堂等活动，不妨抽空去听听问问，从不同角度增加健康知识储备。医院或者社区有时会组织一些糖尿病联谊会，患者间分享控糖经验、护士指导科学降糖操，甚至一些糖友们的户外活动，您可以积极参与，通过交流缓解心理压力，得到正确的指导，增强战胜病魔的信心。

4. 科学合理使用降糖药物。糖尿病药物种类繁多，口服药有严格的餐前、餐中和餐后之分，胰岛素有规范的使用方法，患者都需正确掌握，在取药时请留意药师交代的内容，如有疑问应该主动咨

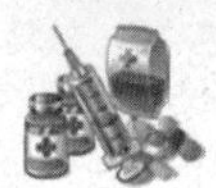

询。如今，各大医院相继开设药学门诊和微信服务公众号，而且大都提供免费的药物咨询服务，患者也可通过此类途径保障用药的科学合理。

5. 关注健康需要科学，切忌盲目，不能随意听信商家广告宣传。希望选择正规医院、公益讲座以及专业媒体，不要贪图小便宜或者轻信虚假宣传广告，被“健康”利用。

随着生活水平的逐渐提高，糖尿病已经成为我国群众的常见病，大家应该正视疾病的发生、发展过程，加强自我教育，以乐观的心态和积极的行动控制糖尿病，愿大家抗危于当下、防患于未然，做到“早发现，早诊断，早治疗，早达标，早获益”。

常州二院药物咨询服务

常州二院药学部

龙城“糖言祕语”